Über dieses Buch Immer mehr alte Menschen leiden in ihren letzten Lebensjahren an einer dementiellen Erkrankung – wie z. B. der Alzheimer-Krankheit –, die ihre Persönlichkeit stark verändert und intensive Pflege erfordert. Die Symptome dieser bislang nicht heilbaren Krankheiten setzen Angehörige wie Pflegepersonal schweren Belastungen aus. Resignation ist die häufige Folge: Die Patienten werden nur noch »versorgt« oder mit simplen Lernprogrammen beschäftigt.

Die Autoren erprobten ein neues Konzept: Nicht das Training von Orientierungsleistungen, sondern die in Patientengruppen bestärkten sozialen Fähigkeiten stehen im Mittelpunkt ihres therapeutischen Ansatzes. In der lebendigen Interaktion versichert sich der Patient seiner eigenen Geschichte und damit seiner Persönlichkeit. Dies ist die Grundlage zur Erweiterung seines Realitätsbezuges und zur verbesserten Nutzung seiner eingeschränkten Spielräume.

Anhand konkreter Gesprächsverläufe wird gezeigt, wie eine derartige Arbeit mit Patienten aussehen kann. Dabei beeindruckt vor allem die intensive Suche nach menschlichem Kontakt und die wiedergewonnene Fähigkeit der Patienten, sich auch mit Schmerzlichem, selbst mit dem Tod, auseinanderzusetzen. So vermag der dementiell Erkrankte ein Stück seiner verlorenen Selbstachtung wiederzuerlangen. – Der Anhang des Bandes gibt einen kurzgefaßten Überblick über Formen heutiger Soziotherapie für alte Menschen in Kliniken und Heimen.

Die Autoren Martin Trebert und Yolanda Hartmann sind Diplom-Psychologen, Jochem Schmidt-Schneider ist Diplom-Sozialarbeiter, Klaus Schoenicke ist Soziologe. Ihr Konzept erprobten die Autoren zwei Jahre lang am Frankfurter Hufeland-Haus, wo sie Patienten-Therapiegruppen sowie gemeinsame Teams von Therapeuten und Altenpflegern leiteten.

Yolanda Hartmann, Klaus Schoenicke,
Jochem Schmidt-Schneider, Martin Trebert

Altersdemenz – Verzicht auf Leben?

Therapie und Pflege auf neuen Wegen

Fischer
Taschenbuch
Verlag

Geist und Psyche
Herausgegeben von Willi Köhler
Begründet von Nina Kindler 1964

Wir widmen diese Arbeit
den Patienten unserer Therapiegruppen

Originalausgabe
Veröffentlicht im Fischer Taschenbuch Verlag GmbH,
Frankfurt am Main, Oktober 1992

Umschlaggestaltung: Buchholz / Hinsch / Hensinger
Umschlagabbildung: Gustav Klimt, ›Der nagende Kummer‹ (Ausschnitt)
Gesamtherstellung: Clausen & Bosse, Leck
Printed in Germany
ISBN 3-596-10879-9

Gedruckt auf chlor- und säurefreiem Papier

Inhalt

»Wir haben nicht zuviel Verstand und zuwenig Seele,
sondern wir haben zuwenig Verstand in den Fragen der Seele.«
Robert Musil

Einleitung

Frau Bertram, Jahrgang 1914, stammt aus einer bayerischen Handwerkerfamilie, die nach dem Zweiten Weltkrieg in München in sehr gute wirtschaftliche Verhältnisse kam. Sie hat nach der mittleren Reife eine Ausbildung zur Rechtsanwaltsgehilfin absolviert und mit 26 Jahren einen jungen Anwalt geheiratet. Neben ihrer hausfraulichen Tätigkeit hat sie immer in der Kanzlei des Ehemannes mitgeholfen: teilzeitig, als die Kinder klein waren, ganztags, als ihr Mann die Praxis mit einem Kollegen zusammen vergrößerte. Die zwei Töchter wurden 1945 bzw. 1947 geboren, nachdem sie und ihr Mann ins Hessische umgesiedelt waren.

Frau Bertram pflegte zusammen mit ihrem Mann zahlreiche Hobbys: Sie besuchte Opern, Konzerte, Theater und unternahm gerne Reisen. In ihrem Beruf war sie sehr engagiert und erfolgreich. Die zahlreichen Termine und Aufgaben der Anwaltskanzlei behielt sie spielend im Kopf, sie verfügte über ein umfangreiches juristisches Fachwissen und war in der Kanzlei das Zentrum von Koordination und Organisation, unterstützt von einer jüngeren Sekretärin.

Im Alter von 63 Jahren bemerkte sie, daß sie sich neue Namen nicht mehr so gut merken konnte wie bisher. Die Durchsicht von Prozeßakten strengte sie mehr an als früher, und sie hatte Schwierigkeiten, sich zu konzentrieren. Auch vergaß sie manchmal Termine, was früher nie vorgekommen war. Als solche Vorfälle sich häuften, war sie sehr bekümmert über den zunächst nur von ihr bemerkten Verlust an kognitiven Fähigkeiten. Aus ihrem Wunsch heraus, etwas dagegen zu tun, las sie systematisch Fachbücher, löste Kreuzworträtsel und begann im Büro, eine Art Tagebuch mit Notizen zu neuen Klienten und Fällen anzufertigen, das sie immer wieder hervorholte und durchlas.

Auf diese Weise konnte sie ihrer Arbeit nachgehen, ohne daß ihre »Vergeßlichkeit« besonders auffiel. Ihr Mann machte manchmal Witze und nannte sie »Omi«, wenn er bemerkte, daß sie vergessen hatte, wo sie ihre Geldbörse oder einen Aktenvermerk aufbewahrt hatte. Eines Tages rief das Gericht in der Kanzlei an, und sie mußte feststellen, daß sie zum ersten Male in ihrem Leben einen sehr wichtigen Gerichtstermin vergessen hatte. Die Versuche, ihre Vergeßlichkeit durch zahllose Notizen aufzufangen und auszugleichen, mißlangen ihr immer häufiger, da sie auch vergaß, wo sie sich was notiert hatte.

Mit den Alltagsaufgaben in Büro und Haushalt kam sie ohne Probleme zurecht, allerdings brauchte sie immer länger und es fiel ihr immer schwerer, bestimmte Schriftstücke abzufassen, die sie früher für ihren Mann ohne dessen Hilfe fertigstellen konnte.

Kurz vor ihrem 65. Geburtstag unternahmen Frau Bertram und ihr Mann eine seit langem geplante Reise nach Rom und Süditalien. Bereits im Flugzeug fiel Herrn Bertram auf, daß seine Frau nach einem Besuch der Toilette ihren Sitzplatz nicht wiederfinden konnte. In Rom, das sie ja von früher kannten, verhielt sich seine Frau so, als ob ihr alles ganz neu wäre. Sie fragte häufig nach ihren Plänen für den jeweiligen Tag, obwohl sie am Abend zuvor alles abgesprochen hatten. Ihr Mann gewöhnte sich an, sie ständig im Auge zu behalten, da ihn dieses Verhalten sehr beunruhigte. Darauf angesprochen, fand sie immer wieder plausible Erklärungen, wie einmal, als sie aus der Kirche kam und in die entgegengesetzte Richtung lief, obwohl sie vorher den Treffpunkt ausgemacht hatten. Ihr Mann mußte ihr nacheilen und sie zurückholen. Sie erklärte, sie habe sich nur ein wenig umschauen wollen.

Von diesem Zeitpunkt an blieb er ständig an ihrer Seite.

Nach Hause zurückgekehrt passierte es Frau Bertram immer häufiger, daß sie bei Einkäufen mit völlig sinnlosen Sachen zurückkehrte, das Benötigte jedoch vergessen hatte. Ihr Mann, der seit der Italienreise sehr in Sorge um sie war, begann, viele Dinge mit ihr zusammen oder für sie zu erledigen. Durch Zufall stellte er fest, daß sie zu einem geplanten Geburtstagsfest einige Freunde für den Samstag, andere für den Sonntag eingeladen hatte.

Frau Bertram war nach ihrem Urlaub zwar in das Büro zurückgekehrt, konnte jedoch ihre Arbeit dort nicht mehr bewältigen. Sie warf alle Namen, Termine und Fallgeschichten durcheinander, so daß die Sekretärin ihre Arbeit nach und nach völlig übernahm. Da sie und ihr Mann ohnehin geplant hatten, sich mit 65 langsam von der Arbeit zurückzuziehen, redete ihr Mann ihr zu, doch die Büroarbeit aufzugeben. Frau Bertram konnte sich jedoch nicht dazu entschließen, und obwohl sie in Wirklichkeit keine Aufgabe mehr wirklich erfüllen konnte, ging sie zweimal wöchentlich ins Büro. Sie kleidete sich nach wie vor elegant und besuchte ihre Freunde mit dem Auto. Manchmal brachte sie ihnen wertvolle Geschenke mit, die in keinem Verhältnis zu dem Anlaß ihres Besuches standen. Überhaupt hatte sie keinen Überblick mehr über ihre Finanzen und gab Geld sinnlos aus. Als sie an einem Sonntag ein befreundetes Ehepaar, das in einen anderen Stadtteil verzogen war, mit dem Auto aufsuchen wollte, verfuhr sie sich und konnte trotz Stadtplan die neue Straße nicht finden, so daß sie ganz verzweifelt nach Hause zurückkehrte.

Ihr Mann und die in der Nähe wohnende Tochter beschlossen, im Anschluß an diesen Vorfall, gemeinsam mit Frau Bertram den Hausarzt aufzusuchen. Vom Hausarzt wurde Frau Bertram an einen Facharzt für Neurologie und Psychiatrie überwiesen, der sie nach eingehender Untersuchung in die neurologische Station der Universitätskliniken zwecks exakter Diagnostik einwies.

Die Befunde ergaben den Verdacht auf das Vorliegen der Alzheimer-Krankheit. In einem Gespräch mit Ehemann und Tochter empfahl der Neurologe, Frau Bertram keine Fahrten und Besorgungen mit dem Auto an fremde Orte machen zu lassen. Er wies darauf hin, daß sich ihr Zustand wahrscheinlich noch verschlechtern würde.

Frau Bertram hatte sich in der Klinik kooperativ verhalten, war jedoch sehr niedergedrückt und apathisch. Schließlich lief sie unruhig auf dem Flur hin und her und verlangte, gehen zu dürfen. Wieder zu Hause, fiel es ihr sehr schwer, die nötigen Tätigkeiten des Haushalts zu erledigen. Zunächst übernahm ihr Mann sehr viele Aktivitäten, da sie sich weigerte, eine Haushaltshilfe neben der Putzfrau zu akzeptieren. Die Tochter begann, nun täglich zu kommen, um sie zu versorgen. Frau Bertram wurde zunehmend unruhiger und vergeßlicher. So konnte es vorkommen, daß sie ihren Mann innerhalb von 10 Minuten zweimal in der Kanzlei anrief, um ihm denselben Sachverhalt zu berichten. Bei kleineren Begegnungen – die großen Einkäufe erledigte ihre Tochter oder ihr Mann – geschah es immer häufiger, daß sie sich verlief und nicht mehr nach Hause fand.

Es wurde allmählich schwierig, ein sinnvolles Gespräch mit ihr zu führen, da sie von einem Thema zum anderen abschweifte und sichtbar Mühe hatte, sich auf einen Inhalt zu konzentrieren. Sie begann auch plötzlich, ihre Kleidung, auf die sie früher immer sehr geachtet hatte, nachlässig zu behandeln. Die Blusen und Röcke hängte sie nicht mehr auf und zeigte beginnende Schwierigkeiten, sich anzukleiden, da sie häufig vergaß, wo sich die Sachen befanden. Diese »Unordnung«, die sich zuerst bei ihren persönlichen Sachen zeigte, breitete sich immer weiter aus, sie konnte sich kaum noch merken, was sie gerade getan hatte oder machen wollte und wo sie was hingelegt hatte.

Es passierte ihr immer häufiger, daß sie z. B. die Herdplatte anstellte oder den Backofen, um etwas zuzubereiten, und dies dann vergaß, so daß der leere Topf auf der angestellten Herdplatte qualmte, als die Tochter zu ihr kam. Da sie sich nach wie vor weigerte, eine Hilfe ins Haus zu nehmen, kam die Tochter nunmehr täglich, so daß Frau Bertram nicht mehr unbeaufsichtigt war. Während sie zunächst das Datum nicht mehr wußte, schien sie jetzt selbst über die Jahreszeit nicht mehr orientiert und ging trotz warmer Witterung mit Wintermantel aus. Überhaupt mußte ihr die Tochter ihre Kleidung nicht nur zurechtlegen und auswählen, sondern auch darauf achten, daß sie sie korrekt anzog, denn es passierte durchaus, daß Frau Bertram in Unterrock und Bluse zum Einkaufen wollte oder zum Spaziergang das Nachthemd anlassen wollte.

Sie war mittlerweile 67 Jahre alt und zunehmend auf Hilfe angewiesen. In letzter Zeit konnte sie auch immer weniger in hygienischer Hinsicht für sich sorgen, so daß ihr auch bei Körperpflege und Toilettenbenutzung jemand zur Seite stehen mußte. Bei einer Familienfeier war sie nicht mehr in der Lage, sich selbst ein Stück Kuchen von der Platte zu nehmen, und beim Essen schien sie sich nicht mehr an den Zweck von Gabel und Messer zu erinnern. Den Freunden und Verwandten, die eingeladen waren, gelang es nicht, eine Unterhaltung mit ihr in Gang zu bringen, da sie ständig nur Dinge wiederholte, die sie bereits gesagt hatte. Während des Essens vergaß sie ständig die Tafelrunde und lief vom Tisch weg, um zur Tür oder aus dem Raum zu laufen. Schließlich waren alle etwas erleichtert, als ihre Tochter ihr half, sich von den Freunden und Verwandten, deren Namen sie nicht erinnern konnte, zu verabschieden und in ihr Schlafzimmer zu gehen. Nur mit Hilfe von Schlaftabletten kam sie schließlich zur Ruhe.

Bis zu ihrem 70. Geburtstag lebte Frau Bertram, die ansonsten körperlich keine Erkrankungen zeigte, zu Hause. Ein großes Problem war ihre Unruhe. Sie war unfähig, ruhig zu sitzen. Ständig stand sie auf, setzte sich wieder, ging zur Tür, und häufig ging sie auch auf die Straße, wo sie sich dann verirrte. So mußte sie fortwährend beaufsichtigt werden. Dabei wehrte sie sich zunehmend gegen Versuche, sie im Haus zurückzuhalten. Sie schlug mit den Fäusten und trat nach ihrem Mann oder anderen, die sie daran hindern wollten. Eines Tages ging sie mit einem Stuhl auf ihre Tochter los, die die Eingangstür verschlossen hatte, um die Mutter am ständigen Hinauslaufen zu hindern. Diese körperlichen Angriffe häuften sich so, daß die Familie mit dem betreuenden Hausarzt schließlich übereinkam, sie in ein Pflegeheim zu geben.

Frau Bertram wollte nicht allein im Pflegeheim bleiben, als ihr Ehemann und die Tochter sie dorthin brachten. In den ersten Tagen lief sie ständig durch die Station auf der Suche nach ihrem Mann. Dem behandelnden Stationsarzt und dem Pflegedienst konnte sie wohl ihren Namen nennen, nicht aber ihr Alter. Als sie sich im großen Spiegel in der Eingangshalle betrachtete, fragte sie nach, wer denn dort stehe. Im alltäglichen Stationsleben wurde sie – auf sich allein gestellt – immer unruhiger. Sie konnte überhaupt nicht mehr stillsitzen und verweigerte schließlich auch das Essen. Als man nach einiger Zeit versuchte, sie zu füttern, reagierte sie sehr aggressiv, beschimpfte die Schwestern, schlug nach ihnen und warf das Geschirr auf den Boden. Versuche, sie zu beruhigen, führten nur zu gesteigerter Aggressivität, so daß der Arzt ein starkes Neuroleptikum – Haldol – sowie ein Schlafmittel verschrieb.

Seitdem Frau Bertram unter dieser Medikation stand, saß sie meist nur herum und starrte vor sich hin. Manchmal wollte sie zur Mittagszeit weggehen in ein »Bistro«, das sie zur Zeit ihrer Berufstätigkeit aufgesucht hatte. Nach dem Essen ging sie oft zur Stationsleiterin und wollte unbedingt ihr Essen bezahlen. Sie lebte ihrer Vorstellung nach in ihrer Vergangenheit als Anwaltsgehilfin und sprach von Klienten und Lokalterminen, wobei sie jedoch bald kaum noch verständlich war und nur noch undeutlich vor sich hinmurmelte.

Ihr Mann und ihre Tochter reagierten auf diese Veränderungen erschrocken. In Absprache mit dem behandelnden Arzt und dem

Pflegeteam wurde die Medikamentengabe reduziert. Sie nahm nun ihre unruhigen Wanderungen durch die Station wieder auf. Dabei betrat sie häufig Zimmer anderer Patienten, was zu Auseinandersetzungen und aggressiven Streitereien führte, da Frau Bertram nicht davon abzubringen war, daß sie sich in ihrem Büro befinde und die anderen diejenigen seien, die zu gehen hätten.

Aufgrund solcher sich ständig wiederholender Vorkommnisse beschloß das Pflegeteam, die Türen der anderen Zimmer der Station in der Zeit der Mittagsruhe abzuschließen, damit die anderen Patienten nicht durch Frau Bertram gestört würden. Frau Bertram, die es mittlerweile gewohnt war, von Zimmer zu Zimmer zu gehen, war durch diese neue Situation sehr irritiert. Sie ging von Tür zu Tür und klopfte, rief dabei nach ihrem Mann. Eine Schwester konnte sie beruhigen und in ihr Zimmer bringen, doch nach kurzer Zeit wiederholte sich dasselbe Spiel immer wieder. Öfter geschah es, daß sie, nachdem sie wiederholt in ihr Zimmer zurückgebracht worden war, mit ihrer Handtasche unter dem Arm die Station verließ. Häufig gelang es erst dem Pförtner, Frau Bertram zum Umkehren zu bewegen, da sie die Station unbemerkt verlassen hatte. Ihre Unruhe nahm ständig zu, die Suche nach ihrem Mann ging über in eine Suche nach ihrer Mutter, nach der sie auf ihren ununterbrochenen Wanderungen beständig mit klagender Stimme rief. Die anderen Patienten reagierten mittlerweile nur noch aggressiv auf Frau Bertram, aber auch die Mitarbeiter des Pflegedienstes wurden immer ratloser in einem Schwanken zwischen totalem Hilfsangebot und hilflos-distanzierender Ablehnung. Für alle Beteiligten zog diese Situation eine extrem hohe persönliche Belastung nach sich; weder der Pflegedienst noch die Verwandten fühlten sich in der Lage, mit derartigen Schwierigkeiten befriedigend umzugehen. Frau Bertram verblieb – immer mehr auf sich gestellt – in einer Situation extremer persönlicher Schwächung, die es ihr unmöglich machte, mit der inneren wie äußeren Welt zurechtzukommen.

Frau Bertram ist kein Einzelfall.

Durch die tiefgreifende Veränderung in der Altersstruktur der Bevölkerung wird die »Alterspyramide« in naher Zukunft auf den Kopf gestellt sein. Ein »einzigartiger demographischer Umsturz« wird zu Beginn des neuen Jahrtausends insbesondere von den westlichen Industrieländern zu bewältigen sein (*Der Spiegel*). Mit dieser absoluten und relativen Zunahme von alten Menschen erhöht sich auch die Zahl derer, die chronisch körperlich und seelisch erkranken. Unter diesen sind die dementiellen Erkrankungen – also solche, bei denen eine abnehmende Leistungsfähigkeit des Gehirns im Zentrum steht – am häufigsten. Nach vorsichtigen Schätzungen leidet derzeit wenigstens eine dreiviertel Million der deutschen Altenbevölkerung unter einer schweren Demenz. Jährlich wird mit einer Zunahme von ca. 100000 Krankheitsfällen gerechnet.

Die so Erkrankten geraten – wie im Beispiel von Frau Bertram – durch auffälliges Benehmen und nachlassende intellektuelle Fähigkeiten bis hin zum Verlust der Realitätskontrolle und weitgehende Persönlichkeitsveränderungen ins soziale Blickfeld. Es kann sich dabei um eine Demenz als Folge einer Alzheimer-Krankheit, einer vaskulären oder einer anderen Grundkrankheit handeln (siehe Kap. 1). Der Großteil der Demenzen zeigt einen sich fortschreitend verschlechternden Verlauf und erzwingt umfangreiche Versorgungsleistungen, die in zunehmendem Maße institutionell erbracht werden müssen.

Trotz der nunmehr seit Jahren anhaltenden Beschäftigung einer weiteren Öffentlichkeit mit dementiell Erkrankten und Problemen ihrer Therapie und Versorgung hat dies bislang kaum Niederschlag in einer tatsächlichen Veränderung der therapeutischen Praxis gefunden. Derzeit leben etwa 20 Prozent der dementiell Erkrankten in Altenpflegeheimen. In diesen sind sie trotz der Bemühungen der dort Beschäftigten mehr oder weniger Objekt vorwiegend »körperzentriert-manueller« Pflegeleistungen. Möglichkeiten, sie trotz ihrer Krankheit als Einzelpersönlichkeiten hinreichend zu würdigen, bestehen dabei kaum (siehe Kap. 2).

Die Frage, ob das bestehende, überwiegend auf die Sachzwänge einer pflegerisch-klinischen Versorgung ausgerichtete Angebot den spezifischen Bedürfnissen der im Pflegeheim lebenden betagten Demenzpatienten angepaßt werden kann, stand am Anfang der hier dokumentierten Arbeit. Es handelt sich dabei um ein als Pilotstudie angelegtes Forschungsobjekt unter der wissenschaftlichen Betreuung der Gesamthochschule Kassel, das innerhalb einer Einrichtung der allgemeinen pflegerischen Betreuung stattfand.

Mit dem Projekt wurde ein außergewöhnlicher und innovativer

Weg beschritten: Es wurde ein psychotherapeutischer Behandlungs- und Versorgungsansatz entwickelt und über zwei Jahre erprobt, der auf die noch mögliche Entwicklung und individuelle Selbstverwirklichung des alten Menschen mit dementieller Symptomatik abzielte. Ihm sollte geholfen werden, seine emotionalen und lebensgeschichtlichen Erfahrungen wiederzufinden und damit, ebenso wie mit der eigenen Endlichkeit, wieder umgehen zu können. Der gegenwärtige soziale Rahmen wurde einbezogen, und vorhandene Potentiale sollten wiederentdeckt, bewahrt, erhalten bzw., wenn möglich, gesteigert und ausgedehnt werden.

Es ging dabei jedoch nicht in erster Linie um reparative Behebung und Minderung von Störungen oder Veränderung von Verhalten. Solche Resultate leiten sich sekundär ab. Das Zentrum unseres psychotherapeutischen Konzepts bildet die Prämisse, daß der Mensch sein Menschsein und seine Identität nur aus der Beziehung und Interaktion mit anderen Menschen gewinnen und erhalten kann. Entsprechend sucht die vorliegende Arbeit die Bedürfnisse der dementiell erkrankten Patienten wie auch die der behandelnden Bezugsgruppe zu berücksichtigen.

Letztere, d. h. die Gruppe des Pflegepersonals und der Spezialtherapeuten, sind in höchstem Maße den anbrandenden Pathologien der Patienten ausgesetzt, zumal ihnen auch in der Regel nichts an die Hand gegeben wurde, um mit den im Umgang mit dementiell erkrankten Patienten entstehenden Konfliktsituationen für alle Seiten befriedigend umgehen zu können. Insofern steht vor allem der Pflegedienst schon allein wegen seiner zeitlichen Präsenz unter hohen persönlichen Belastungen. Somit erfährt sich gerade diejenige Gruppe von Helfern, die als Beziehungs- und Orientierungspersonen entscheidend zur Befindlichkeit der Patienten beiträgt, selbst oft als hilfebedürftig.

Bei den hier vorzustellenden therapeutischen Maßnahmen bilden die psychoanalytische Theorie und ihre Anwendungen die Grundlage, insbesondere für den Zugang zu den dementiell Erkrankten und das Verstehen über ihre sichtbare Symptomatik hinaus, wobei psychoreaktive Anteile der Erkrankung ebenso wie eine Psychodynamik vorausgesetzt werden. Demgemäß wird der betagte, demente Altenpflegeheimpatient nicht einfach als Demenzkranker gesehen, sondern als Mensch, der aufgrund seiner Krankheit, seiner geschwächten innerpsychischen Kräfte sowie aufgrund äußerer Gegebenheiten weder seinen eigenen Interessen und Bedürfnissen gerecht werden kann noch den Realanforderungen in seinem sozialen Beziehungs- und Lebensrahmen (siehe Kap. 3).

In Form von gruppentherapeutischen Sitzungen wurde dementiell Erkrankten, die in einem großen Altenpflegeheim leben, ein Erfahrungsraum zur Verfügung gestellt, in dem in vertrauengebender, tragender und fürsorgender Weise Beziehungen und Bindungen und damit positive, emotionale Erfahrungen erlebt werden konnten. Auf dieser Grundlage konnte eine Wiederbelebung und Stärkung der Ich-Kräfte erfolgen, die einen Bezug zur Wirklichkeit, verbesserte Realitätsprüfung und damit eine verbesserte Bewältigung der Realität ermöglichte. Die Gruppentherapie bot neben den Vorteilen der Angst- und Regressionsminderung den Hochbetagten Schutz und Nähe und erlaubte einen die Würde des Einzelnen achtenden, beständigen Lebensraum. In diesem konnten oft gänzlich abhanden gekommene Beziehungen wiederaufgenommen und unterhalten werden. Der sprachliche Dialog als entscheidendes Behandlungsmedium eröffnete die Möglichkeit, aus der bei den dementiell Erkrankten oft vorherrschenden »sprachlosen« Einsamkeit herauszutreten (siehe Kap. 4).

Der therapeutische Rahmen erstreckte sich jedoch über die gruppentherapeutischen Sitzungen hinaus. Dies findet seine Begründung darin, daß der hochbetagte Altenpflegeheimpatient mit dementieller Symptomatik meist nicht mehr seine Wünsche, Schwierigkeiten und Konflikte direkt mitteilen kann. Die vielfältigen Aspekte seines Verhaltens und Handelns, die einen entscheidenden Verstehenszugang zu ihm darstellen, müssen erfaßt und zu einem Ganzen zusammengefügt werden. Dazu fanden regelmäßige, wöchentliche Gesamtteam-Besprechungen statt, an denen alle Mitarbeiter des Pflegedienstes sowie die Spezialtherapeuten teilnahmen. In diesen Sitzungen wurden auch die Behandlungsmomente vereinbart, die außerhalb der Gruppentherapie wirksam werden sollten.

Darüber hinaus sollte das Gesamtteam die Bereitstellung eines annehmenden, fördernden Milieus gewährleisten. Dazu ist nicht nur eine engagierte Teilnahme am Leben der Patienten notwendig, sondern auch eine vertiefte Fremd- und Selbstwahrnehmung der

Mitarbeiter, die auch die psychische Situation der Patienten berücksichtigen kann.

Dies wurde anhand von im Balintschen Sinne erfolgenden kasuistischen Besprechungen einzelner Patienten geschult. Viele bislang selbstverständliche Einstellungen, Werthaltungen, Handlungsmuster und Beziehungsstrukturen mußten dabei in Frage gestellt oder sogar aufgegeben werden (Kap. 5). Ergänzend wurde auf der Ebene des konkreten Lebensumfeldes ein Konzept räumlicher Veränderungen im Pflegeheim entworfen, das von Grundgedanken der Bedürfnisse nach Privatheit und Kommunikation ausgeht (Kap. 3).

In Kapitel 4 und 5 werden die Erfahrungen mit dem hier vorgestellten gesamttherapeutischen Konzept ausgeführt. Sie weisen erstmals diese Form der Kombination von psychoanalytisch orientierter Gruppentherapie und Teamarbeit im Balintschen Sinne als einen in der Altenpflege sinnvollen und erfolgreichen Behandlungsansatz aus. Das »Miteinander-sprechen-Lernen« erwies sich als Voraussetzung zum »Miteinander-Handeln«.

Wir möchten an dieser Stelle allen danken, die unsere Arbeit ermöglicht und unterstützt haben.

Unser besonderer Dank gilt Frau Dr. med. Anita Eckstaedt, deren psychoanalytische Supervision in entscheidender Weise ermutigend und wegweisend war. Die hier vorgestellte Projektarbeit verdankt besonders viel ihren tiefen Einsichten, die in jede Phase und jeden Bereich unserer Arbeit eingewoben sind. Ihre Unterstützung trug entscheidend zur Entwicklung und Klärung von klinischen wie theoretischen Fragen bei, die dieser Veröffentlichung zugrundeliegen. Ohne ihren umfassenden fachlichen Beistand wäre diese Arbeit wohl kaum zustande gekommen.

Besonderer Dank geht auch an Prof. Dr. Schmitz-Scherzer, der die wissenschaftliche Begleitung sicherte und dessen Fachkompetenz die Arbeit in vielen Fragen hilfreich und klärend voranbrachte.

Danken möchten wir auch den Mitarbeitern des Hauses, in dem das Forschungsprojekt angesiedelt war, insbesondere jenen, die mit uns gemeinsam die Arbeit in den Gesamtteams gestalteten.

Dem damaligen Geschäftsführer des Altenhilfezentrums Hufeland-Haus, Herrn Gößling, gilt unser Dank für die Ermöglichung und vielfältige Unterstützung unserer Arbeit.

1. Demenz – ein schicksalhaftes Leiden?

Das Syndrom

Nach dem aktuellen Stand der Gerontopsychiatrie wird unter dem Oberbegriff der »Demenz« oder des »dementiellen Syndroms« eine Reihe von Erkrankungen mit ähnlicher Symptomatik und ähnlichem, überwiegend chronisch-degenerativen Verlauf zusammengefaßt.

Wesentliches Kennzeichen der Symptomatik ist die *Merkstörung*: Die Betroffenen können anfangs neue Informationen nicht mehr behalten, im Laufe der Krankheitsentwicklung sind schließlich auch weiter zurückliegende Erinnerungen bis hin zu den allerfrühesten betroffen (vgl. Oesterreich 1984a).

Neben dem Leitsymptom der Merkstörung prägen noch zahlreiche andere psychopathologische Veränderungen das Krankheitsbild. Im *kognitiven Bereich* lassen sich wesentliche Defizite in der intellektuellen Aktivität und der Lernfähigkeit feststellen. Die Betroffenen verstehen immer weniger, was sie sehen und hören. Das Sprechen ist beeinträchtigt, Worte und Begriffe können nicht mehr korrekt benannt werden. Die Aufmerksamkeit ist gestört, Gedankengänge werden sprunghaft, leicht irritierbar. Initiative und Spontaneität nehmen ab, Rigidität und Stereotypien nehmen zu. In der Folge dieser kognitiven Defizite tritt Desorientiertheit auf.

Im *affektiven Bereich* neigen dementiell Erkrankte zu überraschenden Gefühlsausbrüchen. Stimmungen können häufig wechseln, die Stimmungslage kann aber auch in Richtung auf eine euphorische Grundstimmung oder eine gefühlsmäßige Gleichgültigkeit verschoben sein.

Im *psychomotorischen Bereich* kann es zu einer Steigerung der Aktivität kommen, aber auch zu apathischem Verhalten.

Die *Persönlichkeit des Dementen* ist dadurch gekennzeichnet, daß seine Wünsche und Absichten nicht mehr im Einklang mit seinen aktuellen Fähigkeiten stehen – er will oft mehr als er kann.

Unsere Lebenserwartung hat während dieses Jahrhunderts beträchtlich zugenommen. Es erreichen heute fast doppelt so viele Deutsche ein Alter von 65 Jahren und fast viermal so viele ein Alter von 80 Jahren wie zu Beginn dieses Jahrhunderts.

So sehen wir heute erheblich mehr körperliche und psychische Störungen im Alter als früher.

Es gibt eine Fülle von Krankheiten, die zum Syndrom der Demenz führen oder führen können. Die zahlenmäßig bedeutsamsten Erkrankungen sind die Alzheimersche Demenz und die Multiinfarkt-Demenz. Sie machen etwa 90 % der dementiellen Erkrankungen aus. Auf diese beiden Gruppen konzentriert sich unsere Untersuchung.

Die Alzheimer-Krankheit

Die Alzheimer-Krankheit – auch »Morbus Alzheimer« oder »Senile Demenz Alzheimer-Typ«, kurz »SDAT« oder »DAT« – ist die häufigste Form der Demenz. Etwa 50 bis 70 % aller Erkrankten sind von ihr betroffen (Oesterreich 1984a, Gutzmann 1984a, Mace/Rabins 1986).

In den letzten Jahren haben sich zahlreiche Forschungsprojekte mit der Alzheimer-Krankheit befaßt. Trotz wesentlicher Erkenntnisfortschritte sind aber die Ursachen der Alzheimer-Krankheit bis heute ungeklärt. Bekannt ist allerdings eine Reihe von neuro-anatomischen, biochemischen und humangenetischen Faktoren, die in der Krankheitsentwicklung eine Rolle spielen. Gegenwärtig wird diskutiert, inwieweit die Krankheit durch Erbeinflüsse, durch die toxische Einwirkung von Aluminium im Gehirn oder durch eine slow-virus-Infektion bedingt sein kann (Bergener nach Neuerburg 1985). Weitgehend unbestritten ist eine erbliche Mitbeteiligung an der Krankheitsentstehung.

Die Alzheimer-Krankheit führt in einem Zeitraum von etwa 5–10 Jahren, in Ausnahmefällen von bis zu 15 Jahren, zum Tod. Die Erkrankung kann ab dem fünften Lebensjahrzehnt auftreten. Bei jüngeren Erkrankten verläuft sie meist rascher als bei älteren.

Die ersten Symptome bestehen in einer zunehmenden Vergeßlichkeit, wie sie auch im normalen Alterungsprozeß beobachtet werden kann (»vergeßliche Phase«). Namen von Bekannten und Freunden werden vergessen, Dinge werden verlegt. Der Betroffene versucht meist, diese auch von ihm selbst bemerkten Defizite auszugleichen, also etwa unter Zuhilfenahme schriftlicher Notizen oder indem Schwächen mit Ausreden oder durch geschickte Formulierungen überspielt werden. Die Angehörigen bemerken diese Veränderungen nicht unbedingt, fassen sie zumindest nicht als krankhaften Prozeß auf. Von einem pathologischen Zustand kann man sprechen, wenn dem Betroffenen die Kompensation seiner Ausfälle nicht mehr gelingt. Neben der zunehmenden Merkschwäche sind die ersten Jahre des Krankheitsverlaufs bei vielen Erkrankten außerdem von den Symptomen der Depression gekennzeichnet.

Bei schleichender Zunahme der Symptomatik kann die vergeßliche Phase über Monate und Jahre andauern. Sie geht über in die sogenannte »verwirrte Phase«. Konzentration und Kurzzeitgedächtnis lassen nach, Gedankenflucht und »Hängenbleiben« an einzelnen Gedanken (Perseverationen) treten auf. Die Kompensationsbemühungen des Kranken werden immer erfolgloser, Defizite werden zunehmend verleugnet. Soziale Kontakte werden stark belastet, beschränken sich oft auf die engsten Verwandten.

Die »verwirrte Phase« dauert häufig 3–4 Jahre. Der Erkrankte empfindet die mit ihm vorgehenden Veränderungen als starke existentielle Bedrohung. Unruhe, Ängste, Unsicherheiten treten vor allem dort auf, wo situative Anforderungen nicht mehr bewältigt und die damit offensichtlich werdenden Defizite nicht mehr verleugnet werden können.

Angehörige sind in dieser Phase zumeist alarmiert und suchen – oft zum ersten Mal – die Hilfe eines Arztes. Die aufgetretenen Veränderungen werden damit als krankhaft erkannt, auch wenn die Erstdiagnose häufig ungenau oder falsch ist.

In der »dementen Phase« kann der Kranke nicht mehr ohne Betreuung leben. In diesem Stadium laufen die Betroffenen oft ohne Orientierung umher, verirren sich, sind dabei auch gefährdet, etwa durch Verkehrsunfälle oder durch die Gefahr des Erfrierens im Winter. Es treten formale und inhaltliche Denkstörungen auf, bisweilen Wahnbildungen, wobei der Kranke z. B. Dialoge mit imaginären Gesprächspartnern führt.

Charakteristisch ist die Unfähigkeit, die richtige Kleidung auszuwählen. Kurz-, Langzeit- und sogar das Altgedächtnis sind betroffen. Sinnlose Aktivitäten, Unruhe, Störungen des Schlaf-Wach-Rhythmus sowie Inkontinenz treten auf. Schwierigkeiten begegnet der Kranke meist mit dem Rückgriff auf stereotype Inhalte und Verhaltensweisen, die ihm vertraut sind. Da neue Informationen kaum noch aufgenommen werden können, führt dies zu einem Leben in der Vergangenheit. Aktuelle Lebensumstände werden – soweit irgend möglich – ignoriert oder uminterpretiert, so daß sie in das Bild einer vertrauteren Vergangenheit passen. So glauben die Betroffenen etwa, in einer ihrer früheren Wohnungen oder sogar im ehemaligen Elternhaus zu leben, oder sie meinen, noch berufstätig zu sein.

Aggressionen können in dieser Zeit verstärkt auftreten. Sie sind meist die Folge von Mißverständnissen, bei denen die Auffassungen des Kranken von sich und seiner augenblicklichen Situation in Kollision mit der Realität geraten.

Ehepartner, Kinder und andere Betreuer sind in dieser Phase mit extremen Belastungen konfrontiert. Die Notwendigkeit zur dauernden Aufsicht und Betreuung führt zum »36-Stunden-Tag« (Mace/Rabins 1986), zumal durch nächtliches Umherwandern des Patienten auch der Schlaf der Betreuer gestört ist. Harn- und Stuhlinkontinenz berühren eine Ekelschwelle, die von den Angehörigen oft nicht überwunden werden kann. Unästhetisches Verhalten beim Essen oder Waschen, wie z.B. Rülpsen, Kleckern, Verschmieren wird als um so belastender erlebt, je ausgeprägter die bisherigen Sauberkeitsnormen der Familie waren. Dies trägt oft zum »Verstecken« des Patienten gegenüber Außenstehenden und damit zur Isolation der Familie bei. Belastend sind auch unverständliche, fremde, bizarre Verhaltensweisen sowie häufige Stimmungsschwankungen. Obwohl die Mehrzahl der Alzheimer-Kranken zu Hause gepflegt wird, kommt es im dementen Stadium der Krankheitsentwicklung auch gehäuft zur Aufnahme in Krankenhäuser und Pflegeheime (Cooper 1984). Die Heim- oder Krankenhausaufnahme selbst kann allerdings zumindest vorübergehend eine zunehmende Verwirrtheit mit sich bringen.

Auch die demente Phase kann sich über mehrere Jahre erstrekken. Hinzutretende Erkrankungen wie etwa Infektionen können zeitweise zu deutlichen Verschlechterungen auch des psychopathologischen Zustandsbildes führen, wobei Bewußtseinsstörungen auftreten können. Diese Komplikationen sind aber behandelbar und reversibel.

Das Fortschreiten der Erkrankung führt schließlich zu weiteren Sprachstörungen, die Sprache wird akustisch und inhaltlich unverständlich. Die Fortbewegungsfähigkeit läßt nach, der Patient wird bettlägerig.

Der Tod tritt in der Regel durch hinzutretende Erkrankungen – etwa infolge einer Lungenentzündung – ein.

Die Multiinfarkt-Demenz

Mit dem Begriff der »Multiinfarkt-Demenz« werden heute jene dementiellen Erkrankungen bezeichnet, deren gemeinsames Merkmal die Entstehung durch pathologische Veränderungen in Struktur und Funktion der Blutgefäße des Hirngewebes ist. Weitgehend gleichbedeutend ist die Bezeichnung »vuskuläre Demenz«. Etwa 15–25 % aller dementiellen Erkrankungen gehören zu dieser Gruppe (Oesterreich 1984 a, Gutzmann 1984 a).

Kleine Infarkte sowie Durchblutungsstörungen führen zu vorübergehenden akuten Symptomen, die sich innerhalb von 48 Stunden wieder zurückbilden. Treten wiederholt solche akuten Ereignisse auf, entwickelt sich ein bleibendes Defizit – es entsteht die Multiinfarkt-Demenz (MID). Wesentliches Kennzeichen der MID ist – wie bei allen Demenzformen – die Störung der Merkfähigkeit.

Die akuten Symptome des Infarkts sind z. B. eine plötzlich auftretende halbseitige Lähmung, Bewußtseinsstörungen, herabhängende Mundwinkel, Schwitzen, Weitung der Pupillen. In Abhängigkeit von der betroffenen Hirnhälfte kommt es zu einer Sprachstörung (für Rechtshänder bei rechtsseitiger Lähmung, für Linkshänder bei linksseitiger Lähmung). Diese akuten Symptome können bis zu 48 Stunden dauern. Die Schwere der anschließend verbleibenden Störung steht in engem Zusammenhang mit der Dauer der akuten Symptome (vgl. hierzu und im folgenden: Grond 1983, 1984).

Unter den MID-Kranken überwiegt der Anteil der Männer. Der Verlauf ist aufgrund des Anfallsgeschehens von sprunghaften Verschlechterungen geprägt, es kommt aber auch – zumindest teilweise

– zu Remissionen. Der Beginn ist oft abrupt, die darauffolgende Entwicklung hängt u. a. von Anzahl und Schweregrad weiterer Infarkte ab.

Im Vergleich zur Alzheimer-Krankheit bleibt die prämorbide Persönlichkeit des MID-Kranken eher erhalten, auch das Sozialverhalten zeigt geringere Abweichungen. Dagegen treten häufiger starke Affektlabilität sowie deutliche Depressionen auf. Es kommt eher zu vegetativen Begleiterscheinungen wie Kopfschmerz, Schwindelgefühl, Ohrensausen.

Die Lebenserwartung des MID-Kranken ist von zahlreichen Faktoren abhängig. Zur Vermeidung wiederholter Infarkte wird teilweise eine medikamentöse Behandlung versucht; eine große Rolle spielt die Umstellung der Lebensführung unter Vermeidung von Risikofaktoren. Je fortgeschrittener das Erkrankungsstadium, desto größer ist allerdings die Anfälligkeit für weitere Infarkte.

Selbstverständlich können Alzheimer-Krankheit und Multiinfarkt-Demenz auch gleichzeitig auftreten. Die Wahrscheinlichkeit einer kombinierten Erkrankung ist um so größer, je älter der Patient ist. Die Häufigkeit solcher Mischformen wird mit etwa 25 % aller Demenzen angegeben (Oesterreich 1984 a, Gutzmann 1984 a).

Diagnose

Dementielle Erkrankungen können heute mit einiger Sicherheit korrekt diagnostiziert werden. Die Zeiten, in denen desorientierte alte Menschen pauschal mit dem Etikett »Altersschwachsinn« abgestempelt wurden, sollten endgültig vorbei sein. Dennoch ist eine sorgfältige Diagnosestellung bisher noch eher die Ausnahme als die Regel. Nach den sichtbaren Veränderungen ist die Syndrom-Diagnose »Demenz« zu stellen. Das Vorliegen einer schwerwiegenden und anhaltenden Störung der Merkfähigkeit weist hier den Weg zur richtigen Einordnung.

Problematisch ist die Diagnose »Demenz« besonders in den Anfangsstadien der Krankheitsentwicklung. Eine leichte Vergeßlichkeit als normale Begleiterscheinung des Alters und der schleichende Beginn einer Demenz sind oft kaum voneinander zu unterscheiden.

Neben der Alzheimer-Krankheit und der Multiinfarkt-Demenz,

die bei etwa 90 % der Erkrankten vorliegen, kann das Demenzsyndrom noch durch mehr als 60 verschiedene andere Erkrankungen verursacht werden. Eine gründliche Abklärung des vorliegenden Krankheitsbildes muß prinzipiell durch die Zusammenarbeit von Internisten und Neurologen geleistet werden, da dies erhebliche therapeutische Konsequenzen haben kann.

Medikamentöse Behandlung

Weder bei der Alzheimer-Krankheit noch bei der Multiinfarkt-Demenz existiert bisher eine medikamentöse Therapie, die erfolgreich an den Ursachen der Erkrankung ansetzt. Unter der Bezeichnung »Geriatrika« oder »Nootropika« sind zahlreiche Präparate am Markt, welche auf eine Förderung der Hirnleistungsfähigkeit abzielen. Einige dieser Mittel zeigen in pharmakologischen Untersuchungen leistungssteigernde Effekte. Von wesentlichen Auswirkungen auf eine Steigerung der Kompetenz, des Wohlbefindens oder der Lebensqualität im Alltag kann aber nicht unbedingt ausgegangen werden. Wenn überhaupt, so lassen sich relevante Veränderungen allenfalls bei leichteren und mittelschweren Ausprägungsgraden dementieller Erkrankungen feststellen (vgl. z. B. Zimmer 1987). Insbesondere die Anwendung der zahlreichen durchblutungsfördernden Medikamente ist in diesem Zusammenhang höchst umstritten.

Die Auswirkungen dementieller Erkrankungen werden regelmäßig mit Psychopharmaka behandelt. Insbesondere bei Unruhe und Schlafstörungen werden sehr häufig Neuroleptika eingesetzt (z. B. Haldol, Neurocil...). Die meisten dieser Mittel haben einen antriebsmindernden, d. h. dämpfenden Effekt. Sie haben allerdings zugleich zahlreiche Nebenwirkungen – so vermindern sie beispielsweise auch die geistige Leistungsfähigkeit und verstärken daher die dementielle Symptomatik. Bei stark apathischen Patienten werden z. T. auch Antidepressiva mit stimmungsaufhellender und antriebssteigernder Wirkung eingesetzt.

2. Demenz im Heim: Wer pflegt die Pflegenden?

Das Altenpflegeheim

Eine sinnvolle therapeutische Arbeit mit dementiell Erkrankten ist ohne Berücksichtigung ihrer Lebenswelt nicht denkbar. Sei es die konkrete räumliche Umgebung, der alltägliche Kontakt mit den Pflegepersonen oder die Struktur der Institution Pflegeheim mit deren Ressourcen und Restriktionen – all dies bestimmt Lebenszufriedenheit und Krankheitsverlauf von Alzheimer-Patienten. »Milieutherapeutische Konzepte« werden so auch allgemein in der Fachliteratur gefordert (vgl. Anhang).

Um diese Lebenswelt den Bedürfnissen der desorientierten Bewohner anzupassen, erscheint eine Analyse und Bedarfsbestimmung auf mehreren Ebenen notwendig: Zuerst sollen im folgenden die Rahmenbedingungen der Arbeit im Pflegeheim dargestellt werden. In einem weiteren Schritt soll dann die spezifische (institutionelle) Lebenswelt im Pflegeheim genauer betrachtet, Arbeitsbedingungen der dort Beschäftigten und Lebensbedingungen der Bewohner analysiert werden. Schließlich gilt es, Leitsätze zu einer adäquaten Pflege zu formulieren und die Konzeption einer kontinuierlichen Fortbildung zu erstellen.

Die Zahl der Bewohner einer stationären Alteneinrichtung erscheint auf den ersten Blick gering. Lediglich ca. 5 Prozent der über 65jährigen verbringen ihren Lebensabend in einer solchen Einrichtung. Allerdings hat diese Zahl nur eine beschränkte Aussagekraft, da sie nicht angibt, wie viele Ältere im Verlauf ihres Lebens in einem Heim wohnen. Nimmt man den Sterbeort der über 65jährigen als Basis, so ergibt sich ein anderes Bild. Eine Mannheimer Untersuchung erbrachte, »daß nahezu jeder zehnte Mann und jede vierte Frau im Alter von über 65 Jahren die letzten Jahre in einem Heim verbrachten« (Bickel/Jaeger 1986, S. 32).

Stationäre Einrichtungen der Altenhilfe sind das *Altenwohnheim*, das *Altenheim*, das *Altenpflegeheim* und mehrgliedrige Einrichtungen. Diese Einrichtungen unterscheiden sich hauptsächlich in der Intensität der Betreuung und Pflege, die der Bewohner erhält. Dabei bietet das Altenpflegeheim die intensivste Betreuung: »Das Altenkrankenheim / Altenpflegeheim dient der umfassenden Pflege, Betreuung und Versorgung chronisch kranker und pflegebedürftiger alter Menschen. Es ist nach Bau, Ausstattung und Personalbesetzung darauf ausgerichtet, verbliebene Kräfte des alten Menschen mit ärztlicher Hilfe, insbesondere durch aktivierende Pflege zu üben und zu erhalten, sowie eine Besserung des Allgemeinzustandes herbeizuführen« (Deutscher Verein 1979, S. 30f.).

Durch die ambulanten Dienste, die möglichst lange die Patienten zu Hause pflegen, und wegen des intensiven Einsatzes von Angehörigen kommen viele Patienten erst in einem fortgeschrittenen Stadium der Krankheit in ein Pflegeheim. Das Pflegeheim wird damit immer mehr zum Sterbeheim; über die Hälfte der Bewohner stationärer Alteneinrichtungen in Mannheim starben im ersten Halbjahr nach der Aufnahme (vgl. Bickel / Jaeger 1986, S. 35).

Dementiell Erkrankte kommen ebenfalls meist erst in einer Phase intensivster Hilfs- und Pflegebedürftigkeit in ein Pflegeheim. Schätzungen sprechen von über 100000 dementiell Erkrankten in Pflegeheimen. Im Altenpflegeheim des Hufeland-Hauses in Frankfurt am Main, in dem unser Projekt durchgeführt wurde, waren mehr als 50 Prozent der Patienten an einer Demenz erkrankt.

Der Einzug in ein Heim hat handfeste finanzielle Konsequenzen. Ein Heimbewohner muß grundsätzlich seinen Heimaufenthalt selbst bezahlen. Übersteigt dies seine finanziellen Möglichkeiten (was bei Pflegesätzen von bis zu 7000 DM im Monat die Regel ist), so übernimmt die Kosten der zuständige Sozialhilfeträger, und der Bewohner erhält nur noch ein Taschengeld. Die Krankenversicherung trägt die Pflegekosten nicht, da Pflegebedürftigkeit – nach der Reichsversicherungsordnung ein »Zustand allgemeiner Hilflosigkeit, der mit medizinischen Mitteln nicht beeinflußt werden kann« – nicht versichert ist.

Regus / Trenk-Hinterberger (1985) kommentieren zutreffend: »Der Pflegefall wird aus dem Gesundheitswesen mit seinem vergleichsweise hohen institutionellen und professionellen Standards ausgelagert und in die Selbsthilfe entlassen, da, eher nachrangig, an die nach wie vor vorwiegend auf Verwaltung beschränkte oder schwächer professionalisierte Pflegeversicherung des Sozialwesens überwiesen, die im wesentlichen von der Armenpolitik gekennzeichnet ist« (S. 340f.).

Dies bedeutet, daß ein Altenpflegeheim im Vergleich zum Krankenhaus wesentlich schlechter ausgestattet ist. Das gilt besonders für den »Pflegeschlüssel«, die nur schlecht ausgebauten bzw. zum Teil fehlenden therapeutischen Dienste (z. B. existiert in Pflegeheimen kein psychologischer Dienst) und das Fehlen festangestellter Heimärzte.

Gegenwärtig beträgt das Verhältnis Pflegender – Patient (der sog. Pflegeschlüssel) in Hessen in der höchsten Pflegestufe 1 : 2,5, womit eine Rund-um-die-Uhr-Betreuung zu sichern ist. Abgesehen von dem unzureichenden Pflegeschlüssel ist es auch immer schwieriger geworden, qualifizierte Mitarbeiter zu finden, so daß immerzu Stellen unbesetzt bleiben. Praktisch heißt dies, daß z. B. im Hufeland-Haus durchschnittlich drei Pfleger in der Frühschicht und zwei Pfleger in der Spätschicht für über zwanzig schwer- bis schwerstpflegebedürftige Patienten zuständig sind. An Wochenenden kann selbst diese Besetzung nicht eingehalten werden.

Eine Erhebung in Bayern von 1983 ergab einen hohen Anteil nicht vollausgebildeter Pflegekräfte. Das Verhältnis zwischen vollausgebildeten und unausgebildeten bzw. mit Helferausbildung Beschäftigten war 1 : 1 (vgl. Statistisches Landesamt Bayern 1983). Es ist zu befürchten, daß der Anteil nicht ausgebildeter Kräfte in den Jahren des Pflegenotstands eher noch gestiegen ist. Auf unseren Projektstationen war das Verhältnis zwischen ausgebildeten und nicht-ausgebildeten Pflegern schlechter als 1 : 1.

So sind die materiellen Bedingungen für eine adäquate Pflege und Therapie dementiell Erkrankter äußerst unbefriedigend. Mit Recht spricht die Bundesarbeitsgemeinschaft der freien Wohlfahrtspflege vom »gerontopsychiatrischen Pflegenotstand«.

Ebenso wie es gesellschaftliche Rahmenbedingungen für die Pflege gibt, wird die Arbeit auch durch die spezifischen institutionellen Bedingungen geprägt. Wie jedes Unternehmen und jede größere Organisation ist das Altenpflegeheim hierarchisch gegliedert und arbeitsteilig differenziert. Der Heimbewohner ist aus diesem Bereich ausgegliedert. Da er keinen direkten Arbeitsnutzen erbringt, steht er an der untersten Stelle der Hierarchie. »Entsprechend ihrer Funktion stehen sich die beiden Mitgliedergruppen (das Personal und die Bewohner) als Dienstleistende und Dienstempfänger, Experte und Laie, Gesunder und Kranker, Beruflicher und Privater, Aktive und Passive, Arbeitskräfte und Arbeitsobjekte gegenüber, wobei das Pflegepersonal die erste, Bewohner die zweite Rolle übernehmen« (Fink 1983, S. 330).

Der Patient hat eine fest fixierte Rolle inne, die sich durch Passivität auszeichnet und ihm kaum Mittel zur Selbstdarstellung gibt, die sonst durch Beruf, Freunde, Familie u. a. gewährt wird. *Die Institution akzeptiert nur die Wirklichkeit der Institution.* Sie hat den Anspruch, alle Mitglieder gleich zu behandeln.

Aktivitäten werden vorgeplant und wiederholen sich ständig. Sie sind teilweise vorgeschrieben, das Personal wacht über die Einhaltung der Vorschrift, z. B. das Wecken, das gemeinsame Frühstücken und den Beginn der Nachtruhe. Über das Angebot von Aktivitäten verfügt das Personal, nicht der Bewohner. Die Aktivitäten finden alle innerhalb der Institution statt, der Bewohner hat keinen Kontakt zur Umwelt der Institution, seine einzige Lebenswelt ist das Heim. Entsprechend häufig treten Hospitalisierungsschäden auf.

Matakas (1987) sieht aber auch Vorteile der Behandlung in einer totalen Institution, deren Wirklichkeit durch Regelhaftigkeit gekennzeichnet ist. Für Patienten mit Schwierigkeiten der Realitätskontrolle kann eine vernünftig geregelte Umwelt durchaus Sicherheit vermitteln. »Voraussetzung dafür ist, die Regeln müssen als solche erkennbar sein, sie müssen in einem konsistenten Zusammenhang mit der extramuralen Wirklichkeit stehen, und sie müssen eine Hierarchie haben« (S. 143).

Die totale Institution bietet wichtige Versorgungs- und Hilfeleistungen für die Bewohner, die durchaus geschätzt werden. Hierbei spielt besonders die Versorgung der primären Bedürfnisse eine wesentliche Rolle, wie Essen, Wohnen usw., aber auch die Zärtlichkeit der Pflege und die Möglichkeit, Beziehungen untereinander und mit dem Pflegedienst zu knüpfen. Gerade Beziehungen zwischen Pflegedienstmitarbeitern und dementiell Erkrankten sind aber keine Selbstverständlichkeit, sondern mit großen und oft unlösbar erscheinenden Problemen behaftet.

Nach einer Untersuchung von Knobling werden die Eingriffe in die Privatsphäre der Pflegebedürftigen – bei dementiell Erkrankten der Regelfall (Intimpflege bei Harn- und Stuhlinkontinenz, Ankleiden, Essen anreichen) – von Altenpflegern als konfliktträchtig und belastend empfunden. Durch das ständige Heben und Bücken bei diesen pflegerischen Verrichtungen kommt es zudem zu großen körperlichen Belastungen. In einer Umfrage in einem großen deutschen Pflegeheim gaben 82 Prozent der befragten Pflegedienstmitarbeiter an, unter Rückenschmerzen zu leiden, 32 Prozent hatten gar schon Bandscheibenerkrankungen (Rath 1987).

Pflegende werden immer wieder mit der Sexualität älterer Menschen konfrontiert, die gewollt oder ungewollt zum Vorschein kommt. Das von der Gesellschaft vermittelte Bild der Asexualität alter Menschen steht dazu in krassem Widerspruch. Ebenso belastend ist die Öffentlichkeit der Sexualität. Sie entsteht durch das weitgehende Fehlen der Privatsphäre einer totalen Institution und durch den von der dementiellen Erkrankung hervorgerufenen Verlust von Hemmschwellen bei den Patienten.

Zudem bedürfen Demente ständiger Betreuung und Aufsicht. Da sie ihre Situation nicht verstehen, ja sogar leugnen, wird die Pflege oft als Eingriff in ihre Intimsphäre abgewehrt. Sie fühlen sich nicht verstanden, laufen oft weg und suchen ihre früheren Wohnungen, was zu gefährlichen Situationen führen kann. Auch verstehen sie Anweisungen des Pflegedienstes nicht oder fragen nach verlegten Gegenständen. Aggressiv wird auf gestreßtes Personal, unklare Situationen, Verunsicherungen, Eindringen in das eigene Territorium reagiert. Aggressionen sind aber auch häufig der einzige Weg, sich einer persönlichen Individualität im Pflegeheim zu versichern und die Durchsetzung eigener Bedürfnisse wie soziale Zuwendung, schmerzfreie Pflege, Autonomie usw. zu erreichen.

Für die Pflegenden ist Aggressivität eine der gravierendsten Belastungen der täglichen Arbeit. In einer Studie von Lorentz Fischer (1981) empfanden über die Hälfte der Befragten den Umgang mit aggressiven alten Patienten als besonders schwierig.

Durch einen Akt der Stigmatisierung können sich die Pflegedienstmitarbeiter Entlastung verschaffen: »Da einem als desorientiert geltenden alten Menschen zumeist pauschal geistige Zurechnungsfähigkeit abgesprochen wird, können Aggressionen und Beleidigungen von seiner Seite mit dem Hinweis, sie seien nicht beabsichtigt oder nicht böse gemeint, vom Pfleger leichter abgewehrt werden als bei Personen, an deren Zurechnungsfähigkeit und Verantwortung kein Zweifel besteht. Der Pfleger muß also nicht in seinem Verhalten nach Ursachen für die Heimbewohneraggression suchen, sondern hat mit dem Etikett ›desorientiert‹ ein ausschließlich an der Person des Heimbewohners festgemachtes Erklärungsmuster« (Knobling 1985, S. 200).

Damit werden das Selbstwertgefühl des Heimbewohners und seine Autonomie systematisch zerstört, seine Verwirrtheit noch verstärkt. Als Konsequenz zieht er sich oft in eine vergangene Realität zurück oder zeigt auffälliges Verhalten, um die Pflegenden zu einer Kontaktaufnahme zu zwingen. Pflegende fühlen sich dann oft »genervt«, sie können den Erwartungen nicht entsprechen und versuchen, dem Patienten aus dem Weg zu gehen.

Häufig kommt es zu einer Infantilisierung der Patienten, die einen Umgang scheinbar erleichtert, den Patienten aber entmündigt. Diese Infantilisierung wird noch gefördert durch die Unkenntnis des früheren Lebenslaufs der Patienten: Der Mensch mit seiner Lebensgeschichte verschwindet. Hilfsbedürftigkeit und Versorgungsansprüche der Patienten können dann dazu führen, daß die Pflegenden sich für alles verantwortlich fühlen, wie eine Mutter, welche die Autonomie der Kinder und ihre eigenen Begrenzungen nicht akzeptieren kann. Oft werden dann Kontakte mit den Patienten abgebrochen. Darauf reagieren die Patienten ihrerseits aggressiv und verwirrt.

Therapeuten übernehmen eher väterliche Funktionen, da sie nur für eine genau begrenzte Zeit den Patienten zur Verfügung stehen und die Alltagswelt des Patienten nicht teilen. Allerdings stehen kaum Therapeuten im pflegerischen Alltag zur Verfügung. Die Verbindung zwischen allmächtiger Mutter und abwesendem Vater führt zu regressiven Tendenzen, mit der Folge, daß Patienten als reduziert auf Defizite und Körperfunktionen gesehen werden und andere Persönlichkeitszüge kaum mehr wahrgenommen werden. Dann steht die Versorgung der Patienten im Vordergrund, es fehlen Förderung und Aktivierung, die Stärkung noch verbliebener Fähigkeiten und Kompetenzen und die Orientierung an den Wünschen und Bedürfnissen der Patienten. Dies spiegelte sich während unserer Arbeit in den Stationsbesprechungen wider, in deren Mittelpunkt technische und aus körperlichen Funktionen abzuleitende Fragen standen. Probleme mit psychisch veränderten Patienten wurden durch Verlegungen zu lösen versucht, Ursachen und Verlauf der Demenz waren aus anamnestischen Daten dem Pflegedienst so gut wie unbekannt.

Um diesem Dilemma zu entgehen, muß die Frage nach den Zielen der Pflege dementiell Erkrankter und den Funktionen der Pflegenden gestellt werden. Der Pflegedienst spielt eine zentrale Rolle, da er aufgrund seiner ständigen Präsenz dem alten Menschen als Beziehungs- und Orientierungsperson zur Verfügung stehen kann und entscheidender sozialer Bezugsrahmen ist. Indem die Schwester und der Pfleger dem alten Menschen gegenüber den »Realitätsbereich« darstellen, stellen sie sich ihm gleichsam als alltäglicher Mitmensch zur Verfügung. Mit ihren eigenen Gefühlen und affektiven Reaktionen nehmen sie das noch mögliche Interaktionsangebot des alten Menschen wahr. Sie stellen so den wichtigen realitätsorientierten Spielraum des Erlebens und Probehandelns für positive und neue Erfahrungen dar, indem sie möglichst echt, offen und spontan zur Verfügung stehen. Dabei beziehen sie sich auf die noch vorhandenen bzw. wiederbelebbaren Fähigkeiten der psychisch veränderten, verwirrten Bewohner.

»Gleichzeitig hat die Stationsschwester jedoch im idealen Fall auch die Rolle der verständnisvollen Mutter, die Probleme und Konflikte versteht, punktuelle Ausnahmen und Erleichterungen aus dem sonst starren Netz von Regeln und Gesetzen ermöglicht, so daß in einem komplizierten Netz von Versagung und Gewährung die unbewußten Konfliktpotentiale sich abarbeiten können« (Warsitz 1984, S. 154). Knobling (1985) faßt die dafür notwendige »interaktive Kompetenz« in vier Fähigkeiten zusammen:

1. Empathie;
2. Rollendistanz;
3. Rollen- und Frustrationstoleranz;
4. moralisches Bewußtsein.

Empathie heißt, sich in Erlebnis- und Bedürfnislagen der Patienten einzufühlen, soziale Situation und Gefühle zu berücksichtigen, die Relevanz individueller Symbole (Kleidung, Bilder, Möbel) und der Biographie zu berücksichtigen, aber auch die Ohnmacht und Abhängigkeit der Patienten zu empfinden, d. h. dem Patienten verstehend gegenübertreten zu können.

Rollendistanz ermöglicht, über die eigene Rolle und die an sie gestellten Erwartungen reflektieren zu können; sie ist die Voraussetzung von *Rollen- und Frustrationstoleranz*, mit der Grenzerfahrungen und Enttäuschungen begegnet werden kann.

Aktive Bewältigung von Rollenkonflikten der Pflegenden ist ebenso vonnöten wie gefestigte Identität, d. h. feste Überzeugungen und Wertmaßstäbe. Der Pflegende muß in der Lage sein, seine Rolle und sich überschneidende Anforderungen zu erkennen. Dem Altenpfleger steht eine Vielzahl von widersprüchlichen Erwartungen gegenüber, sei es von Klienten, Angehörigen, Öffentlichkeit, Mitarbeitern im Team, Supervisor, Träger der Einrichtung und Kostenträger (vgl. Dinslage 1983).

Allerdings wirken nicht nur die im Bewußtsein verankerten Rollenerwartungen wie etwa die Forderung nach Gründlichkeit der Basispflege, Exaktheit der medizinischen Verrichtungen, Offenheit, Klarheit und Engagement im sozialen Verhältnis untereinander und zu den Heimbewohnern. Es gibt ebenfalls eine unbewußte Rückseite, »die sich aus häufig verdrängten, nicht bewußt zugelassenen und ganz privaten subjektiven Wünschen, Hoffnungen und Erwartungen der Mitarbeiter, aber auch Ängsten, Aggressionen und irrational erscheinenden Gefühlen rekrutiert« (Warsitz 1984, S. 152). Diese unbewußt bleibenden Kräfte schleichen sich in das Verhalten der Pflegenden ein und führen dann häufig zu Bevormundungen und Feindseligkeiten. Deshalb ist eine Klärung und Aufhellung der Beziehungen zwischen Pflegenden und Gepflegten von überragender Bedeutung.

Moralisches Bewußtsein soll zur Unterscheidung von inhumaner und humaner Pflege befähigen und Kriterien für die Wertmaßstäbe des Einzelnen vermitteln. Damit ist eine Ethik gemeint, die bestimmte Verhaltensweisen, z. B. die Infantilisierung alter Menschen, verwirft, aber auch die Verhältnisse, unter denen alte Menschen in Pflegeheimen zu leben und Pflegende zu arbeiten haben, konstruktiv kritisiert. Nur wenn der Erkrankte als Person und auch als Persönlichkeit akzeptiert wird, ist ein verstehender, beziehungszentrierter Pflegestil möglich. Daran sollte sich auch ständige Fortbildungsarbeit orientieren. Praxisnah sollte sie an dem Ort einsetzen, wo alltägliche Probleme und Konflikte entstehen und besprochen werden: dem Stationsteam. Schon die Komplexität der Krankheitsbilder und die Parzellierung einzelner Aufgaben durch spezifische Professionen macht eine Zusammenarbeit aller Dienste notwendig. Dies erfordert eine ständige Informationsvermittlung.

3. Die Wiederentdeckung von Beziehung und Realität – ein therapeutisches Konzept

Um eine therapeutische Entscheidung für die von chronischer, somatischer und psychischer Erkrankung betroffenen Menschen fällen zu können, ist es Voraussetzung, von der biologisch-organisch bestimmten Sichtweise der klassischen Psychiatrie Abstand zu nehmen und psycho-soziale Faktoren in die Betrachtung einzubeziehen – auch dann, wenn es sich um organische Erkrankungen handelt. Nur so kann die klassische naturwissenschaftliche Haltung, die die »psychische Krankheit... zum bloßen Produkt einer körperlichen Fehlsteuerung« machte und das »Seelenleben des Patienten zum Resultat organischer Funktionen« reduzierte (Richter 1978, S. 13), in Richtung humanerer therapeutischer Konzepte verändert werden. Entsprechend vertreten wir mit der neueren Gerontopsychiatrie eine »multidisziplinäre Ausrichtung«, die neben biologischen auch psychologische und soziale Einwirkungen und Auswirkungen auf den Alternsprozeß berücksichtigt und diese Dimensionen auch bei primär körperlichem Kranksein als relevant anerkennt (vgl. Oesterreich 1981). Dieses Zusammenwirken organischer, psychischer und sozialer Faktoren ist der Ausgangspunkt unserer Überlegungen auch zu einem erfolgversprechenden therapeutischen Konzept: Dieses hat nicht nur die Patienten und deren wichtigste Interessen und Bedürfnisse einzubeziehen, sondern auch die betroffene Bezugsgruppe, die sich im Zusammenleben und -arbeiten mit den Patienten selbst oft als unvollkommen und hilfebedürftig erlebt.

Gerade in der therapeutischen Arbeit mit alten Menschen sollte eine »Einbeziehung der Leiblichkeit, der Sinnfrage und des Wertbereichs« (Petzold 1979, S. 11) erfolgen. Besonders tiefenpsychologisch fundierte bzw. psychoanalytische Theorien und ihre Anwendungen bieten sich für eine umfassende, ganzheitliche Behandlungskonzeption an. Die phsychoanalytische Entwicklungstheorie sieht im Altern und im Alter keine abstrakten Zeiteinheiten, sondern betrachtet sie als eigenständige Phasen des Lebenszyklus. Wie Radebold (1979, S. 92ff.) über die Psychodynamik des Alterns und Altseins ausführt, ist der Mensch in diesem Abschnitt seines Lebens mit bestimmten innerpsychischen Konflikten und psychosozialen Aufgaben konfrontiert, die krisenhaft erlebt werden können. Als zentrale Aufgabe gilt das Problem der Anpassung an das unvermeidbare Altern und an den eigenen bevorstehenden Tod. Da nach der psychoanalytischen Lehre das Unbewußte des Menschen weder Altern noch Tod kennt, ist die Erfahrung des Alterns ein unerwartetes Trauma.

Altwerden wird als eine narzißtische Kränkung erlebt. Multimorbidität, Krankheitshäufigkeit und -dauer sowie psychische Störungen nehmen zu. Es kommt zu Verlusten wichtiger Menschen wie Lebenspartner, Freunde, Verwandte; die sozio-ökonomische Situation hat sich durch das Ausscheiden aus dem Erwerbsprozeß verändert. Dabei vermindern sich die Bedürfnisse des Altwerdenden keineswegs, und dies gilt für den materiellen, den psychosozialen wie auch den innerpsychisch libidinösen und aggressiven Bereich.

Die zahlreichen Verluste und Versagungen der Alterssituation können die Ich-Stabilität beeinträchtigen. Zu den vielfältigen möglichen Reaktionen darauf gehören zunehmender Konservativismus und Starrheit des Ich, das bei neurotischen oder psychotischen regressiven Maßnahmen Zuflucht sucht.

Die Ablehnung psychoanalytischer Therapie bei alten Patienten wird meist mit deren zunehmender psychischer Unbeweglichkeit begründet. Bei genauerer Betrachtung ist das jedoch eher das Resultat von Ängsten und Vorurteilen der Therapeuten. Es hat sich gezeigt, daß psychoanalytische Therapie im Alter durchaus erfolgreich sein kann. Die immer wieder als Hindernis für eine Psychotherapie im Alter genannte Rigidität und herabgesetzte Einsichtsfähigkeit können als Widerstand bearbeitet werden (Müller 1982). Manche Therapeuten sehen sogar in der »Bilanzierungssituation« des hohen Lebensalters eine besondere Chance für eine Psychotherapie. Hinze (1987) veranschaulicht die psychotherapeutische Begegnung mit alten Patienten anhand des Grimmschen Märchens von den Bremer Stadtmusikanten: »Hier sind die Helden einmal nicht Prinzen, Prinzessinnen oder junge Menschen, sondern eine Schar ausgemusterter Alter (vier alte Tiere, die aufgrund ihres Alters ihre gewohnte Tätigkeit nicht mehr ausüben können), die mit List und Gewalt eine Räuberbande aus deren Haus vertreiben und dabei eine Vitalität und

Durchsetzungskraft beweisen, auf die sich auch ein Psychotherapeut einem alten Patienten gegenüber gefaßt machen kann.«

Die bisherigen Erfahrungen und Ergebnisse psychoanalytischer Einzel- und Gruppentherapie mit geriatrischen Patienten weisen diese Form der Psychotherapie als einen sinnvollen und erfolgreichen Behandlungsansatz aus, der eine unbedingte Ergänzung zu der meist somatisch orientierten Behandlung psychisch Erkrankter betagter Menschen darstellen sollte.

Demente Patienten im Heim

Wenn das Altwerden generell als Lebensabschnitt gesehen wird, der »durch ansteigende drohende oder bereits eingetretene Verluste an wichtigen Objektbeziehungen und an physischen und psychischen Fähigkeiten« (Radebold 1982, S. 304) charakterisierbar ist, so gilt dies in ganz besonderem Maße für Altenpflegeheimbewohner. In der Regel haben schwerwiegende physische und/oder psychische Veränderungen zum Heimaufenthalt geführt. Der alte Mensch ist in dieser Situation einer vielfältigen Belastung ausgesetzt: Er steht vor der schwierigen Akzeptanz der gesundheitlichen Schädigungen, vor der Aufgabe der gewohnten und der Annahme der neuen Daseinsform im Heim sowie der Auseinandersetzung mit dem herannahenden Sterben und dem Tod.

Der gesamte frühere Lebens- und Beziehungsrahmen, der den Menschen bislang bestimmte, ist verloren. So ist es nicht verwunderlich, daß oft selbst bei relativ stabilen älteren Menschen nach zahlreichen einschneidenden Veränderungen psychische Erstarrung, Erschöpfung, völliger Rückzug und Resignation eintritt. Die zumeist chronifizierte Erkrankung, die nahezu umfassende Fremdbestimmtheit in der Institution des Heims, die massive Einschränkung der Autonomie, der Rollen- und Identitätsverlust können bis zu einem völligen Zusammenbruch (Dekompensation) führen.

Dies ist um so wahrscheinlicher, je plötzlicher diese Ereignisse eintreten. Zumeist vollziehen sich diese Veränderungen, ohne daß der betroffene Mensch ausreichend Zeit und Hilfestellung gehabt hätte, sie zu akzeptieren oder sich darauf vorzubereiten. Besonders auch das Wissen um die Endgültigkeit des Zustands führt zu Reaktionen, die als Abwehr und Schutz der unverarbeitbaren Situation zu verstehen sind.

So werden nach der Aufnahme in das Pflegeheim starke Ängste, hohe Erregtheit, Appetitlosigkeit, Schlaf- und Einschlafstörungen, ruhelose Hyperaktivität, völlige Apathie und sogar paranoide Entwicklungen beobachtet. Körperliche, vor allem hirnorganische Ausfälle werden häufig nicht als Abwehroperationen erkannt und rein organisch interpretiert. Bekannt sind das nicht nur symbolisch zu verstehende »Nichthören«- und »Nichtsehen«-Wollen, das beharrliche Beschäftigen mit bestimmten schwierigen und nicht verarbeitbaren Ereignissen und die Rückkehr zu den Kindheitserlebnissen (vgl. Radebold 1979).

Das Verhaftetsein und Leben in der Erinnerung wird auf den Sachverhalt zurückgeführt, daß der alte Mensch – häufig frustriert in seinen Wünschen und Bedürfnissen – lustvolle Situationen aus seinem früheren Leben zum Ausgleich seiner augenblicklichen Gegebenheiten heranzieht. Petzold (1979) führt dazu aus: »Dabei kann folgende Schwierigkeit auftreten: An die alten Erinnerungsobjekte sind bislang verdrängte, infantile Wünsche und Ereignisse gebunden, die nun zusammen mit den für sie charakteristischen affektiven Spannungen aufkommen und sich störend im Erleben, Verhalten und im Sozialkontakt artikulieren. Es treten Schwierigkeiten mit der Außenwelt auf, die ja weiterhin Ansprüche an den alten Menschen stellt, so daß ihm ein totaler Rückzug ›nach innen‹ kaum möglich ist...«. Der Rückzug in die Phantasiewelt »bringt keine Entlastung, weil der alte Mensch die ablehnende Haltung der Gesellschaft gegenüber dem Alter verinnerlicht hat und teilt... So schützt ihn auch die Welt der Phantasie und der Erinnerungen nicht vor einem wachsenden Gefühl der Nutz- und Wertlosigkeit« (S. 175).

Der Patient im Altenpflegeheim besitzt außerhalb der Institution keine Daseinsweise und somit auch keine Funktion mehr, die ihm seine Sinnhaftigkeit, seinen Nutzen und seinen Wert spiegeln könnte. Noch intakte Kräfte und Fähigkeiten finden kein Anwendungsfeld mehr und verkümmern über kurz oder lang. Dies kann körperliche wie kognitive und emotionale Bereiche betreffen, so daß es zu primitiven Abwehrgeschehen und zu Verwirrtheitsreaktionen kommen kann, die als dementielle Erkrankung erscheinen mögen. Aber selbst wenn dem ein hirnorganisches Geschehen zugrundeliegt, kann nicht mit Sicherheit ausgeschlossen werden, daß die Manifestation und der Verlauf der Krankheit von psychischen Prozessen beeinflußt wird. Dies gilt auch für die Alzheimer-Krankheit, über deren Entstehungsbedingungen und Verlaufsfaktoren noch immer Unklarheit besteht.

Auf jeden Fall wird jeder, der jemals mit dementiell Erkrankten zu tun hatte, bestätigen, daß sich in ihnen seelische Vorgänge abspielen, und zwar unabhängig von der Demenzform. Es kann also auch beim dementiell Erkrankten stets ein psychoreaktiver Anteil der Erkrankung angenommen werden, ebenso ein innerseelisches Geschehen im Sinne des psychoanalytischen Postulates einer Psychodynamik.

Bei Veröffentlichungen zur psychoanalytischen Arbeit mit dementiell erkrankten Heimbewohnern fällt auf, daß es zu dieser Patientengruppe kaum Erfahrungsberichte gibt. Während Grotjahn bereits 1940 die Fallgeschichte eines 71jährigen Mannes mit seniler Demenz vorlegte, den er psychoanalytisch behandelte, werden dementiell erkrankte Ältere in jüngeren Berichten bestenfalls als vereinzelte Teilnehmer geriatrischer Gruppenpsychotherapie erwähnt. Die Gründe hierfür sind vielfältig. Sie betreffen methodische wie technische Grundsatzfragen sowie den Schweregrad der Erkrankung. Nach Fenichel schließen höheres Alter, Schwachsinn, ungünstige Lebenssituation und Trivialität der neurotischen Bilder eine psychoanalytische Behandlung aus.

Für diese Patientengruppe ist eine Behandlung notwendig, die speziell auf ihre Bedürfnisse zugeschnitten ist. Jedes therapeutische Vorgehen bedarf also wesentlicher Veränderungen, um bei den dementiell erkrankten Patienten in Altenpflegeheimen angewandt werden zu können.

Der Behandlungsansatz

Zu einem großen Teil basieren die Therapien bei dementiell Erkrankten auf lerntheoretischen Grundannahmen. Durch Um- und Neulernen sollen subjektiv oder objektiv störende Verhaltensweisen durch angemessenere, akzeptablere ersetzt werden. Da aus der Lerntheorie und Verhaltenslehre selbst nicht hervorgeht, was angemessen oder akzeptabel für diese Patientengruppe ist, werden unterschiedliche Theorien der Psychologie herangezogen. So kann die Bedeutung der Symptomatik eingebettet und eine Entscheidung für das therapeutische Vorgehen gefällt werden. Die Frage nach den Bedürfnissen solcher Patienten findet man dann beantwortet in Beschreibungen wie »kognitive Bewertung«, »Remotivation«, »Reaktivierung«, »Realitätsorientierung« usw.

Das hier vorgestellte therapeutische Konzept bezieht die Sicht- und Verfahrensweise der Psychoanalyse mit ein. Dabei verstehen wir die Psychoanalyse eher als bestimmte Haltung denn als spezifische Methode und Setting. Ihr liegt die Vorstellung zugrunde, daß Menschen ihre als triebhaft begriffene Eigenart erkennen, erfahren, erleben und auch kontrollieren können sollten, um so den Anforderungen der Wirklichkeit und den eigenen inneren Bedürfnissen zu entsprechen. Neben der Entwicklungsgeschichte und der Dynamik des Unbewußten berücksichtigt die Psychoanalyse auch, daß sich mit den äußeren und sozialen Verhältnissen die innerpsychische Situation verändern kann.

Aus dieser Sichtweise ist für uns der hochbetagte, dementiell erkrankte Altenpflegeheimbewohner ein Mensch, der aufgrund seiner Krankheit, seiner destabilisierten Ich-Kräfte sowie aufgrund äußerer Einflüsse weder seinen eigenen Interessen und Bedürfnissen noch den Anforderungen seines sozialen Beziehungs- und Lebensrahmens gerecht werden kann. Als das eigentliche und grundlegende Interesse unserer Patienten sehen wir das Durchlaufen eines innerpsychischen Reifungsprozesses, der die Integration des bisherigen Lebens wie die Auseinandersetzung mit dem herannahenden Sterben und dem Tod beinhaltet. Da dieses Interesse aufgrund der bestehenden dementiellen Symptomatik bzw. ihres persönlichen psychischen Unvermögens sowie der Problematik ihrer besonderen sozialen Situation von den Patienten selbst nicht wahrgenommen werden kann, soll die therapeutische Hilfestellung ihnen ermöglichen, diese seelische Reifung anzustreben.

Allgemeines Ziel unserer therapeutischen Arbeit ist ein neues Verständnis für das eigene Selbst und der Gewinn von Ich-Stärke in der Auseinandersetzung mit der sozialen Wirklichkeit. Wir grenzen uns dabei von verhaltensmodifikatorischen Vorstellungen ab, welche die dementiell Erkrankten über ein gestaffeltes Programm an die

Realität heranführen wollen. Unserer Erfahrung nach überfordert solches Vorgehen viele dementiell Erkrankte und kann zu Scheinanpassung und Scheinidentität führen. So ist es in der Uniformität des Alltags einer Pflegestation z. B. kaum oder gar nicht relevant, ob der Patient mit dementieller Symptomatik den aktuellen Wochentag oder Monat benennen kann.

Unseres Erachtens sollte es nicht in erster Linie um das Auffüllen von Verhaltens- und Kompetenzdefiziten gehen. Realitätswahrnehmung und -orientiertheit sind nach psychoanalytischer Sicht Ergebnisse einer seelischen Entwicklung, in deren Verlauf Kompetenz im Sinne ausgereifter Ich-Funktionen erworben wird. In diesem schwierigen Reifungsprozeß entwickelt sich die Fähigkeit, sich selbst von anderen Menschen und innerpsychische Wahrnehmungen von äußeren zu unterscheiden. Für den Erfolg dieses Prozesses ist die Beziehung zu nahestehenden Personen und eine fördernde Umwelt ausschlaggebend (vgl. Winnicott 1974).

Diese Annahmen bilden den zentralen Gesichtspunkt unseres therapeutischen Vorgehens. Bei unseren Patienten sind die Fähigkeiten zu einer Wahrnehmung und Prüfung der Realität kaum bzw. gar nicht mehr vorhanden. Ungeachtet der zugrundeliegenden Ursachen – mögen sie dementielle Krankheiten oder als solche anmutende Abwehroperationen sein – sehen wir in positiven Bindungen an andere Menschen, positiven emotionalen Erfahrungen sowie im Vorhandensein eines Raumes, der Vertrauen und Schutz gibt, die grundsätzlichen Voraussetzungen für den möglichen Wiedererwerb dieser seelischen Kompetenz.

Mit unserer therapeutischen Arbeit soll ein »Erfahrungsraum« etabliert werden, in dem positive, eventuell korrektive Erfahrungen erlebt und gestaltet werden können. Dabei beziehen wir uns auf die noch vorhandenen bzw. wiederbelebbaren Fähigkeiten der Patienten und gehen von einer Reversibilität von außenverursachten Regressionen aus. Selbstverständlich berücksichtigen wir auch den Schweregrad der Psychopathologie der einzelnen Patienten. Bei der Erörterung der Behandlungsziele und des technischen Vorgehens werden wir speziell darauf eingehen. Zunächst möchten wir unseren Behandlungsansatz als eine Form stützender Psychotherapie bezeichnen, ähnlich der, die bei schweren Persönlichkeitsstörungen angewandt wird.

Stützende Psychotherapie sehen wir nicht in grundsätzlichem Gegensatz zu aufdeckender oder expressiver Therapie. Wir möchten vielmehr mit Kernberg (1988a) den Begriff »stützende Therapie« ausschließlich in Hinblick auf die in einer Behandlung angewandten Techniken definieren, nicht im Hinblick auf deren Ziele. Wir gehen davon aus, daß in allen Therapieformen stützende Elemente zum Tragen kommen können, wenn es gilt, einem geschwächten Ich beizustehen. Dabei kann die Stützung »ebenso sehr seinem innerpsychischen Befinden gelten, wie (sie) konkrete Unterstützung gegenüber Umweltforderungen meinen kann« (Heim 1985, S. 267).

Entsprechend findet stützende Psychotherapie auch unter Anwendung psychoanalytischer Prinzipien statt und wird dann durchgeführt, wenn aufgrund des Schweregrads der Psychopathologie andere Behandlungsmethoden ausgeschlossen werden müssen.

Die therapeutischen Ziele

Die Ziele der Behandlung können angesichts der Schwere der emotionalen und kognitiven Defizite der Patienten nur ganz bescheiden formuliert werden. Sie leiten sich aus den psychodynamischen Aufgaben dieses Lebensabschnittes, den Interessen und Bedürfnissen sowie den Störungen dieser Patienten ab. Dabei können bei Bewohnern von Altenpflegeheimen *Behandlungsziele* oft nur schwer von *Lebenszielen* getrennt werden, eine Unterscheidung, die in der Regel unbedingt getroffen werden sollte (Ticho 1972).

Ganz allgemein ist es unser therapeutisches Ziel, Ich-Kräfte mittels psychotherapeutischer Stützung zu stärken und damit Realitätsbezug und Realitätsbewältigung zu ermöglichen. Dies soll zu einer erhöhten Autonomie bzw. Unabhängigkeit in dem Sinne führen, daß z. B. stützende Strukturen außerhalb der Therapie allmählich erkannt und aktiv in Anspruch genommen werden können.

Im Rahmen des »Erfahrungsraumes« soll ein Wiederfinden von Beziehungen und Bindungen an andere Menschen ermöglicht werden. So sollte der Äußerung von Erlebnisweisen, Gefühlen und Affekten wie Hilflosigkeit, Freude, Trauer oder Wut genügend Raum gelassen werden. Damit sollen Möglichkeiten eines Erlebens eröffnet werden, die über die alltäglichen Konventionen hinausgehen und die berücksichtigen, daß hochbetagte Pflegeheimbewohner mit dementieller Symptomatik zumeist große Schwierigkeiten haben, innerpsychische Impulse und äußere Wirklichkeit zu unterscheiden oder gar realitätsorientierte Befriedigungsmöglichkeiten zu suchen.

In den meisten Fällen liegen einschneidende Mängel in der sprachlichen Äußerung vor; die Sprache scheint ihrer Aufgabe, Symbole zu vermitteln, entkleidet. Häufig sind die alten Menschen auf ihre präverbale Funktion beschränkt. Die Sprache hat aber in der menschlichen Entwicklung die Funktion, den Raum zwischen sich selbst und dem anderen mit Symbolen zu füllen (Winnicott 1974) und dadurch die Verbindung zu anderen herzustellen. Der Verlust der Sprache ist als Regression der Ich-Funktionen zu verstehen und verstärkt die Gefahr des Identitätsverlustes.

Wir wollen daher in unserer Therapie die Möglichkeit geben, den Sprachraum neu zu erschaffen, indem wir einen Dialog aufnehmen, der sich schließlich entwicklungsfördernd auswirken soll. Dieser Dialog bildet das entscheidende Medium unserer Behandlung: Die Patienten erleben ihn als zugleich verbindendes und trennendes Element zwischen sich und anderen Menschen.

Allerdings kann sich auch eine psychoanalytisch orientierte Therapie nicht auf den Austausch von Worten beschränken. Bei Patienten mit dementiellem Syndrom reicht der sprachliche Austausch allein nicht aus, um Veränderungen zu bewirken. Aufeinander bezogene Handlungen sollten hinzutreten. Oft ermöglicht allein das Tun oder Lassen des Patienten, ihn zu verstehen.

Auch ist es unerläßlich, das frühere und jetzige Leben des Patienten zu erforschen. Schwierigkeiten, Konflikte und Interaktionsmuster außerhalb der Therapie lassen die Abwehroperationen des Patienten erkennen. Wenn der Patient erfahren kann, welche desorganisierenden Wirkungen seine Abwehroperationen haben, ist der erste Schritt getan in Richtung zu mehr Kontrolle über diese Operationen und damit zu einer erhöhten Anpassung an die Realität.

Wir können folgende Zielvorstellungen zusammenfassen:

- Allgemeine Stärkung bzw. Förderung von Ich-Strukturen, die Realitätsbezug, Realitätsprüfung und Realitätsbewältigung ermöglichen.

- Stärkung psychischer Kompetenz soll im Rahmen eines therapeutischen »Erfahrungsraumes« stattfinden, der Beziehungen und Bindungen zu anderen Menschen, positive emotionale Erfahrungen und eine Vertrauen und Schutz gebende Atmosphäre ermöglicht.
- Durch Sprechen über inneres und äußeres Erleben und die Einbeziehung nichtsprachlichen Verhaltens soll der Patient sich selbst wie die soziale und dingliche Welt realisieren und in bewußter, veränderter Art und Weise bewältigen.
- Selbstfindung und verbesserte Anpassung an die Realität sollen den Patienten dort, wo seine eigenen Kräfte nicht ausreichen, auf alternative stützende Strukturen seiner Lebenswelt zurückgreifen lassen.
- Die Therapie soll die Einsamkeit des Patienten aufheben und seine Fähigkeiten zu zwischenmenschlichem sozialem Erleben neu beleben.
- Vor allem soll ihm die Therapie die Möglichkeit bieten, sich mit der Endlichkeit seines Daseins in der ihm gemäßen Art und Weise auseinanderzusetzen. Dazu bedarf der einzelne des Zugangs zu seiner Vergangenheit und seinem innerpsychischen Erleben, denn nur die Erinnerung gibt ein Gefühl des Heute und Morgen. So soll die Begegnung mit der Vergangenheit auch ein intensiveres Leben in der Gegenwart fördern.

Psychoanalytisch orientierte Gruppentherapie

Die Gruppenpsychotherapie verspricht dort therapeutischen Gewinn, wo im sozialen Verband der Gruppe gleichzeitig Einsicht und soziales Lernen angestrebt wird (Battegay 1973). Sie erfolgt wesentlich im Prozeß sprachlicher Gestaltung. »Reden ist heilender als Handeln, gilt für die Psychoanalyse, wobei mit Reden freilich ein Ringen um die Sprache gemeint ist, ein Hineintauchen ins zunächst Unsagbare, um dieses schrittweise der sprachlichen Vermittlung verfügbar zu machen« (Heigl-Evers 1978, S. 114).

Auch Schweigen jedoch kann »beredt« sein, und wir tun gut daran, »den Begriff Sprache nicht gegen averbale menschliche Kommunikation abzugrenzen... Psychoanalyse ist ein Verfahren, das sich seinem Gegenstand im Medium der (Sprachlichkeit ausmachenden) Kommunikationssymbole nähert« (Lorenzer, in Heigl-Evers 1978, S. 56).

Handlung wird grundsätzlich nicht im Sinne einer definierten Aufgabe oder eines Themas vorgegeben, sie soll sich vielmehr aus den spontanen Eingebungen der Teilnehmer entwickeln. Diese sogenannte Minimal-Strukturierung der nach psychoanalytischen Prinzipien geleiteten Gruppen »bedeutet, daß von seiten der Gruppenleitung keine Verhaltensregulierung hinsichtlich des interpersonellen Umgangs in der Gruppe angeboten wird; eine Einschränkung erfolgt lediglich hinsichtlich der interpersonellen Vermittlung von Verhalten insofern, als diese über die Sprache erfolgen sollte, d. h., daß nicht im strengen Sinne des Wortes gehandelt oder agiert werden sollte. Die Gruppenteilnehmer sehen sich, da ihnen keine Weisungen gegeben werden, dem Spektrum ihrer Verhaltensbereitschaften ohne Einschränkung konfrontiert, mit anderen Worten: Jedwedes Verhalten wäre, kommuniziert mittels Sprache und nonverbalem Ausdruck wie Mimik und Gestik, möglich – auch jene mit Angst, Scham, Schuldgefühlen und ähnlichen Affekten verbundenen Verhaltensweisen, die der einzelne mit Hilfe von unbewußten Abwehrmechanismen dem bewußten Erleben fernhält. Dabei werden durch die aktuelle Situation der Gruppe jeweils spezielle abgewehrte Verhaltensmöglichkeiten besonders stimuliert« (Heigl-Evers 1973, S. 133).

Die Funktion des Leiters einer solchen Gruppe besteht darin, mit Hilfe von erklärenden Beobachtungen oder Interpretationen den Teilnehmern Einsicht in ihre jeweilige Symptomatik zu vermitteln, d. h. vorbewußte oder unbewußte Anteile in die Wahrnehmung und Reflexion einzubeziehen. Gruppentherapien empfehlen sich auch bei älteren und hochbetagten Patienten, da bestimmte »Vorgänge und intrapsychische Abläufe ... im Alter besser am Gegenüber erkannt (werden), als durch Deutungen im Einzelgespräch« (Thilo 1985, S. 52).

Zahlreiche Publikationen der letzten Jahre dokumentieren die Anwendung von Gruppenpsychotherapie bei älteren Menschen. In der Regel gelten Patienten mit ausgeprägter Ich-Schwäche und dementieller Symptomatik als nicht geeignet für eine psychoanalytisch orientierte Gruppentherapie. Allerdings wird vereinzelt berichtet, daß auch solche Patienten relativ »erfolgreich« an geriatrischen Gruppen teilnahmen: »Demente Patienten, die anfänglich scheinbar teilnahmslos in der Gruppe saßen, begannen, am Gruppengeschehen teilzunehmen. Sogar Aphasiker konnten in eine Gruppe aufgenommen werden« (Bircher et al. 1979, S. 340).

Unsere Patientengruppe erfordert prinzipiell die Anwendung einer klaren, »einfachen, direkten und anteilnehmenden Sprache... strukturierende Zusammenfassungen und freundliche, aber direkte Konfrontationen« (Radebold 1982a, S. 307).

Schweigephasen werden von Älteren als sehr angsterregend erlebt und sollten vorsichtig aufgehoben werden (Thilo 1985, S. 53). Auch sollten rechtzeitige Interventionen bei heftigen Gefühlsausbrüchen erfolgen. Überhaupt soll der Therapeut mehr Aktivität als allgemein üblich an den Tag legen, so z. B. aufkommende Themen recht bald zusammenfassend darstellen, um damit Bestätigung und Zustimmung auszudrücken. Vor allem in der Anfangsphase wird eine ständige Strukturierung und Einbeziehung aller Mitglieder vonnöten sein, um die oft geringe Motivation zu stärken (Schöny / Kosmath 1981, Thilo, ebd.).

Wichtig ist auch zu berücksichtigen, daß persönliche Äußerungen von Meinungen gemäß der Erziehung der alten Menschen als »unfein« gelten und es zahlreiche Tabu-Themen gibt, die aus Angst oder Scham nicht geäußert werden. Dazu gehört häufig neben der Sexualität auch die Aggression, die oft nur über Mimik, Gestik oder Schweigen zu erschließen ist.

Grundsätzlich sollten bei jeder Abweichung von der »klassischen« Vorgehensweise die psychoanalytischen Prinzipien »im Hinterkopf« behalten werden, auch wenn mit nichtanalytischen Mitteln gearbeitet wird, wie bei unserer Form der stützenden Therapie. Deren Technik besteht in der Aufdeckung von Abwehroperationen und regressiven Tendenzen des Patienten in der Situation des Hier und Jetzt. Die Aufgabe des Therapeuten ist nicht, Ratschläge für eine verbesserte Lebensführung oder ein »normaleres« Verhalten zu geben, sondern dabei zu helfen, die Möglichkeiten und Kenntnisse zu nutzen, die der Patient selbst noch hat. Im Erleben und Gestalten der Gruppenbehandlung soll die innere Freiheit des erkrankten Patienten wiederbelebt werden.

Dabei soll vorwiegend mit bewußten oder vorbewußten Inhalten gearbeitet werden; d. h. der Therapeut deutet kein unbewußtes Material, da es primär nicht um eine verbesserte Einsicht des Patienten geht. Vielmehr sollten in der wiederholten Konfrontation mit der Realität Verhaltens- und Reaktionsweisen der Patienten, die psychoanalytisch als Abwehroperationen verstanden werden, geklärt und möglichst reduziert werden.

Dies heißt nicht, daß nicht auch Einsicht vermittelt werden könnte. Sie ist jedoch nicht der Fokus der Behandlung, da wir bei Patienten mit dementieller Symptomatik davon ausgehen müssen, daß ihre Fähigkeiten nicht ausreichen, mit der Angst umzugehen, die bei der Deutung von Unbewußtem hervorgerufen wird.

Der Therapeut muß sich, im Gegensatz zur technischen Neutralität der klassischen Psychoanalyse, als Repräsentant der Realität und auch als reale Person darstellen. Mit dieser Haltung kann er gleichermaßen impulsive Äußerungen wie auch die Realitätswahrnehmung fördern. Der Therapeut lenkt vorsichtig, taktvoll, aber beständig und beharrlich, ohne bedrohlich zu wirken, die Aufmerksamkeit des Patienten immer wieder auf die Realität, indem er ihm in den Interaktionen der Gruppe zeigt, wie seine Verhaltensweisen wirken. So appelliert der Therapeut an die noch vorhandenen Kräfte und Fähigkeiten des Patienten und an seine Verantwortlichkeit für sich selbst. Indem er dem Patienten eine beständige Beziehung anbietet (»Halte-Funktion«, Winnicott 1974), die auch bei der Äußerung von negativen Affekten erhalten bleibt, vermittelt er ihm die Erfahrung, daß diese Gefühle auch von ihm selbst nicht mehr angstvoll abgewehrt werden müssen.

Wichtig ist auch, daß der Therapeut die Initiative zur Strukturierung der Behandlung übernimmt und dies nicht gänzlich den Patienten überläßt, wie es für die psychoanalytische Gruppentherapie charakteristisch ist. So werden zu starke Ängste, weitere Regressionen und Frustrationen verhindert. Die Gruppenmitglieder selbst sind aufgrund ihrer Ich-Defizite zur Bewältigung unstrukturierter Situationen nicht in der Lage.

Zur Diagnose von Realitätsverzerrungen ist es unabdingbar, daß die Lebensgeschichte jedes einzelnen Patienten gründlich erforscht wird, aber auch das gegenwärtige Leben des Patienten mit seinen Problemen und Konflikten. Nur so lassen sich aktuelle Schwierigkeiten in der Gruppenbehandlung verstehen und können unter Umständen direkte Interventionen in der sozialen Umgebung des Patienten erfolgen.

Diese von Kernberg (1988a) entwickelten Techniken ermöglichen die Förderung der Ich-Strukturen des Patienten, da sie ihn mit der Realität der Behandlungssituationen sowie mit Parallelen außerhalb der Gruppensitzungen konfrontieren. Zentrale Bedeutung kommt dabei der affektiven »Halte-Funktion« zu. Allerdings erfährt bei unserer Vorgehensweise diese beständige, freundliche, geduldige und großzügige Haltung dort Grenzen, wo eine direkte Konfrontation mit der gegenwärtigen Realität notwendig wird; d.h. wir versuchen, die für Beziehungen notwendige wohltuende Atmosphäre herzustellen, ohne Realitätsverzerrungen der Patienten zu ignorieren.

Aufgrund ihrer spezifischen Beeinträchtigungen sind die Patienten nicht in der Lage, ihre Schwierigkeiten oder Konflikte mitzuteilen oder gar mit dem Therapeuten ein Arbeitsbündnis im herkömmlichen Sinne herzustellen. Denn dann müßten sie über die Fähigkeit verfügen, Regeln einzusehen und einzuhalten. Grundsätzlich sollte bei diesen Patienten nur mit einem Mindestmaß an Regeln gearbeitet werden, und zwar sowohl in der therapeutischen Gruppensituation wie auch auf der Pflegestation. Diese Regeln sollten klar und eindeutig sein, um nicht die ohnehin bestehende Verunsicherung und Regression zu verstärken. So sollten zunächst nur klar definierte Therapieformen und damit verbundene Beziehungen angeboten werden. Neben der Ergotherapie als materielle Ausdrucksform oder der Bewegungstherapie als Körpererleben wäre die Gruppenpsychotherapie als sprachlicher Klärungsprozeß zu nennen. Die notwendige Einhaltung einer solchen Rollendifferenzierung beginnt bei den festen Tagen und Zeiten der Therapiestunde und den sich wiederholenden, beständigen Formen der Therapiesitzung in eigens für diesen Zweck benutzten Räumen.

Das Behandlungssetting muß so angelegt sein, daß die vielfältigen Komponenten des Verhaltens der Patienten zu erfassen sind. Diese Aufgabe kann nur von allen Personen, die mit den Patienten zu tun haben, gemeinsam geleistet werden. Die Teambesprechung ist daher wichtiger Bestandteil unserer Behandlung (siehe Kap. 5).

Auswahl und Untersuchung der Patienten

Die an der Gruppentherapie teilnehmenden Patienten wurden von uns in mehreren Eingrenzungs- und Untersuchungsschritten ausgewählt. Selbstverständlich war die Teilnahme an den diagnostischen Maßnahmen ebenso freiwillig wie die spätere Teilnahme an der Gruppentherapie. Ungeachtet der Tatsache, daß Einsicht in Zusammenhänge von Diagnose oder Therapie kaum vermittelt werden konnte, richteten wir uns nach den aktuellen Willensäußerungen der Patienten. Wir wollten insgesamt 12 Patienten mit mittelschwerer Demenz vom Alzheimer-Typus oder einer mittelschweren Multiinfarkt-Demenz auswählen, klinisch untersuchen und sie einer der beiden geplanten Therapiegruppen zuordnen.

Die Beschränkung auf die beiden häufigsten Demenzformen erfolgte, um eine möglichst geringe Heterogenität unserer Probandengruppen zu gewährleisten. Überdies erscheinen langfristig arbeitende therapeutische Gruppen als ungeeignet für Patienten mit reversiblem Psychosyndrom oder mit sekundären Demenzen, bei denen das Fortschreiten der chronischen Erkrankung einen baldigen letalen Ausgang erwarten läßt (z. B. Endstadien der Lues, der Multiplen Sklerose etc.).

Nicht geeignet ist die Gruppentherapie auch bei Patienten, deren Verwirrtheit ein solches Ausmaß erreicht hat, daß eine verbale Verständigung nicht mehr möglich ist. Das gilt auch für starke sensorische Behinderungen, wenn sie die Kommunikation ganz wesentlich einschränken (Blindheit, Taubheit). Gleiches gilt für die Aphasie oder andere sehr starke Sprachstörungen. Naheliegenderweise stellt auch andauernde Bettlägerigkeit einen zwingenden Ausschlußgrund dar.

Der erste diagnostische Schritt diente dazu, einen groben Überblick über die psychische Verfassung der Bewohner der beiden in die Studien einbezogenen Stationen zu erhalten (»screening«). Jeder Pflegedienstmitarbeiter erhielt eine Namensliste der Bewohner seiner Station und wurde aufgefordert, jeden als »verwirrt« oder »nicht verwirrt« einzustufen. So sollten unter den 44 Bewohnern der beiden Stationen zunächst alle Patienten mit irgendeiner Form des organischen Psychosyndroms erfaßt werden. Ein beabsichtigter Nebeneffekt war aber auch, unter den pflegerischen Mitarbeitern die

Auseinandersetzung mit dem Begriff der Verwirrtheit anzuregen und ihre Beobachtungen an den Bewohnern miteinander zu diskutieren. Es ergab sich folgende Verteilung:

Tabelle 1: Erste Einstufung der Patienten

	einstimmig »verwirrt«	kein einstimmiges Votum	einstimmig »nicht verwirrt«
STATION A (7 Beurteiler)	6	6	9
STATION B (5 Beurteiler)	5	13	4
	11	19	13

Jeder bei dieser Erhebung zumindest einmal als »verwirrt« bezeichnete Bewohner wurde im nächsten Schritt von uns zu einem oder mehreren explorativen Kontakten besucht. Diese Kontakte hatten einen völlig informellen Charakter und fanden in den vertrauten Räumlichkeiten der Stationen statt. Die ausgewählten Patienten wurden in den folgenden Monaten mit Hilfe mehrerer parallel laufender Erhebungen untersucht. Es handelte sich dabei um die ärztlichen Untersuchungen, die Einstufung anhand von Ratingskalen, die testpsychologische Diagnostik und die Fremdanamnese.

In Zusammenarbeit mit den jeweiligen Hausärzten sichteten wir die medizinischen Befunde. Patienten, deren Befunde eindeutig ergaben, daß ein vorhandenes organisches Psychosyndrom auf andere Ursachen als Multiinfarkt-Demenz oder Demenz vom Alzheimer-Typus zurückführbar war, wurden in den weiteren diagnostischen Schritten nicht mehr berücksichtigt.

Bei den verbleibenden Patienten wurden folgende Laboruntersuchungen durchgeführt:
- Komplettes Blutbild mit Differentialblutbild;
- Luesserologie;
- Leberfunktionsprobe;
- Nierenfunktionsprobe;
- Schilddrüsenfunktionsprobe;
- Harnanalyse.

Außerdem holten wir ärztliche Stellungnahmen zu möglichen Infektionen (besonders Lunge, Urogenitaltrakt) sowie Alkohol- oder Sedativamißbrauch ein.

Diese medizinischen Befunde ermöglichten die weitere Eingrenzung des Patientenkreises durch den Ausschluß von Bewohnern mit akuten Verwirrtheitszuständen und/oder sekundären Demenzen. Zum Teil konnte diese Zuordnung erst nach mehrwöchiger medikamentöser Therapie erfolgen (z. B. nach erfolgter Normalisierung des Thyroxinspiegels).

Insgesamt wurden in diesem Untersuchungsschritt 21 Patienten als für die Gruppentherapie nicht in Frage kommend eingestuft. Die Ausschließungsgründe und ihre Häufigkeit sind in Tabelle 2 aufgeführt. Bei zahlreichen Patienten bestanden mehrere Gründe für die Nicht-Aufnahme.

Tabelle 2: Gründe für die Nicht-Aufnahme in die Gruppentherapie (enthält Mehrfachnennungen)

	Anzahl der betroffenen Patienten
extreme Verwirrtheit – Verständigung nicht möglich	7
andauernde Bettlägerigkeit	5
Aphasie	4
andere Sprachstörungen (Perseverationen, starke Wortfindungsstörungen, Unartikuliertheit)	3
Blindheit	3
Tod vor Beginn der Gruppentherapie	3
Taubheit	1
hochgradige Unruhe	1
starke Angstreaktionen	1
paranoide Psychose	1
Morbus Parkinson	1
Lues	1
Patient ist *nicht* verwirrt	1

Nach diesem Untersuchungsschritt verblieben von den 30 ursprünglich als »verwirrt« eingestuften Patienten noch 9, die prinzipiell für eine Gruppentherapie in Frage kamen. Noch während der laufenden Untersuchungen wurde eine weitere verwirrte Patientin neu aufgenommen, die den beschriebenen Kriterien für die Therapiegruppe entsprach, so daß unsere Untersuchungspopulation im engeren Sinne zunächst aus 10 Patienten bestand.

Um zwischen Demenzen vom Alzheimer-Typus und Demenzen vom Multiinfarkt-Typus unterscheiden zu können, wurden von den jeweiligen Hausärzten die Fragen der Hachinski-Skala beantwortet (Hachinski 1975). Die Ergebnisse besagen, daß bei fünf Patientinnen eine Demenz vom Alzheimer-Typus, bei vier Patientinnen eine Multiinfarkt-Demenz und bei einer Patientin eine Mischform beider Erkrankungen bestand.

Um den Schweregrad der psychischen Störungen unserer Patienten genauer erfassen zu können, verwendeten wir einschlägige Ratingskalen und Testverfahren. Die Auswertung der Dementia Rating Scale (DRS, Lawson et al. 1970) ergab, daß es sich um mittelschwere bis sehr schwere Ausprägungen dementieller Erkrankungen handelte. Das gleiche Resultat ergibt sich aus der Auswertung der Funktionspsychose-Skala B (Lehrl 1977) und des Syndrom-Kurztests (SKT, Erzigkeit 1986). Die Gesamtscore-Werte der Plutchik Geriatric Rating Scale (PLUT, Plutchik et al. 1970, CIPS 1981) besagen, daß die dementen Teilnehmerinnen unserer Therapiegruppen hinsichtlich des Sozialverhaltens, der Aggressivität, dem Selbstversorgungsverhalten, der Schlafstörungen und der sensorischen Leistungen im Vergleich mit den Alterspatienten einer psychiatrischen Klinik eine mittlere Stellung einnahmen. Mit anderen Worten, sie waren in allen diesen Bereichen etwa ebenso stark beeinträchtigt, wie man es von institutionalisierten gerontopsychiatrischen Patienten im Durchschnitt erwarten kann.

Für die in die Studie einbezogenen Patienten wurde von den Untersuchern vor Therapiebeginn eine Fremdanamnese erhoben. Hierfür wendeten wir uns, soweit möglich, an den Patienten nahestehende Personen (Kinder, Geschwister, Freunde). In halbstrukturierten Interviews erhoben wir vor allem sozialanamnestische Angaben; Eingang fanden aber auch Schilderungen der Persönlichkeit des Patienten sowie Angaben über eventuelle Erkrankungen.

Die Angaben aus den Interviews sollten Auskunft geben über Entwicklungen in der Kindheit (Elternhaus, Schule), während des Erwachsenenalters (Partnerschaft, Beruf, kriegsbedingte Erfahrungen) und im Alter (Pensionierung, Verwitwung). Gemäß unserem therapeutischen Ansatz galt unser Augenmerk dabei insbesondere den kritischen Lebensereignissen.

Die Sozialanamnese wurde von uns in dieser ausführlichen Form als Fremdanamnese durchgeführt, um das gegenwärtige Verhalten und die gegenwärtigen Äußerungen der Patienten vor dem Hintergrund ihrer Biographie besser verstehen zu können. Die Patienten selbst können aufgrund ihrer Krankheit über die relevanten lebensgeschichtlichen Informationen nicht mehr frei verfügen und sind nur zu bruchstückhaften Schilderungen in der Lage. In Ergänzung mit den Hintergrund-Informationen aus der Fremdanamnese gelingt es aber, diese Bruchstücke aufzugreifen, zu verstehen, im wechselseitigen Gespräch zu aktualisieren und oft auch ihren Zusammenhang mit der heutigen Situation zu deuten.

Die Auswertung der diagnostischen Verfahren führte – wie bereits erwähnt – zur Identifizierung von zehn Patientinnen mit einer mittelschweren bis schweren Demenz auf den beiden am Projekt beteiligten Pflegestationen. Bekanntlich liegt die optimale Gruppenstärke für schwerstgestörte Patienten etwa bei sechs Teilnehmern (vgl. z. B. Battegay 1973). Da wir aufgrund unserer personellen Möglichkeiten von vornherein zwei therapeutische Gruppen geplant hatten, standen insgesamt 12 Therapieplätze zur Verfügung. Wir konnten somit – außerhalb der eng gefaßten Indikation – noch zwei weitere Patientinnen aufnehmen (Pat. K. und L.). Sie wurden vor allem aufgrund ihrer starken sozialen Isolation ausgewählt.

Die in der Tabelle genannten »Diagnosen bei Heimaufnahme« sind die zu diesem Zeitpunkt bekannten ärztlichen Diagnosen. Die Angaben zu ›DAT‹ bzw. ›MID‹ beruhen auf den Resultaten des Hachinski-Score und beziehen sich auf den Zeitpunkt des Beginns der Gruppentherapie.

Die Patientinnen A., B., C., D., E. und L. sind Teilnehmerinnen der Vormittagsgruppe, die Patientinnen F., G., H., I., J. und K. sind Teilnehmerinnen der Nachmittagsgruppe.

Zusammensetzung der Gruppen zu Beginn der Gruppentherapie

Patientinnen	Alter	Diagnosen bei Heimaufnahme	Diagnose nach Hachinski	Aufenthaltsdauer im Heim in Monaten
A.	87	CVI Diabetes	DAT	4
B.	90	CVI	MID	51
C.	81	Oberschenkelfraktur	MID und/oder DAT	4
D.	83	CVI Diabetes Coronare Herzkrankheit	MID	18
E.	91	Cerebralsklerose Herzinsuffizienz Hypertonus	DAT	29
F.	81	HOPS*	DAT	36
G.	87	Cerebralsklerose Herzinsuffizienz Lungenemphysem Gonarthrose	DAT	36
H.	84	Schenkelhalsfraktur Apoplex Cerebralsklerose	MID	46
I.	76	HOPS Herzinsuffizienz Hüftwirbelsäulensyndrom	DAT	5
J.	85	Cerebralsklerose Hörstörung	MID	16
K.	92	Lungenemphysem Myocardschaden	–	153
L.	80	Gefäßsklerose Parkinson	–	67

CVI = Cerebrovaskuläre Insuffizienz
DAT = Alzheimer-Krankheit
HOPS = Hirnorganisches Psychosyndrom
MID = Multiinfarkt-Demenz

* Anamnestisch lag außerdem der computertomographisch gesicherte Befund einer cerebrovaskulären Insuffizienz vor

Praxis der Gruppentherapie

Die Gruppentherapien wurden von den Mitgliedern der Projektgruppe durchgeführt. Es arbeiteten jeweils zwei Therapeuten gemeinsam; ein Soziologe und eine Psychologin betreuten die sogenannte »Vormittagsgruppe«, ein Sozialarbeiter und ein Psychologe die »Nachmittagsgruppe«. Das Behandlerteam stand während des gesamten Zeitraums unter der Supervision einer erfahrenen Lehranalytikerin des Sigmund-Freud-Instituts in Frankfurt am Main. Die Supervisionsstunden wurden protokolliert, ihre Ergebnisse sind ein wesentlicher Bestandteil der Auswertung der therapeutischen Arbeit.

Die erste Therapiegruppe (»die Nachmittagsgruppe«) begann im Juli 1987, die zweite Gruppe drei Monate später. Die Protokollierung und Auswertung der Gruppenverläufe erfolgte bis Juli 1988, also über einen Zeitraum von 12 Monaten für die erste Gruppe und von 9 Monaten für die zweite Gruppe.

Die Gruppensitzungen fanden jeweils dreimal wöchentlich statt und dauerten etwa eine Stunde. Diese Häufigkeit sollte die Kontinuität im Erleben der Teilnehmerinnen sichern. Eine noch höhere Frequenz war aus organisatorischen Gründen nicht möglich. Wir würden allerdings bei noch häufigeren Gruppensitzungen – wie sie in der Literatur gelegentlich empfohlen werden – die Gefahr einer Überversorgung sehen, die Abhängigkeit und in der Folge Passivität und Regression fördern kann. Die einstündige Dauer der Gruppensitzungen berücksichtigt, daß die Patientinnen zumindest fünf bis zehn Minuten benötigen, um sich auf die Situation im Therapieraum einzustellen; eine längere Dauer wäre jedoch eine körperliche wie geistige Überforderung.

Die sechs Gruppenteilnehmerinnen wurden von den Therapeuten jeweils auf ihrer Station abgeholt und nach Beendigung der Sitzungen wieder dorthin zurückgebracht. Den Teilnehmerinnen war es (mit wenigen Ausnahmen) nicht möglich, selbständig zum Therapieraum zu kommen, da zum einen hierfür meist die Orientierung fehlte, zum anderen die Strecke motorisch kaum zu bewältigen gewesen wäre. Zu anderen Zeiten war der separate Therapieraum den Teilnehmerinnen nicht zugänglich.

Die Teilnehmerinnen der Nachmittagsgruppe wurden von den

Therapeuten vormittags ausdrücklich eingeladen. Damit waren wir jeweils über die aktuelle Befindlichkeit der Patientinnen orientiert, und für diese stellte die Einladung eine Vorbereitung auf die Therapie und eine Möglichkeit zur zeitlichen Orientierung dar. Für die Vormittagsgruppe war dies aus organisatorischen Gründen nicht möglich.

Die Teilnehmerinnen betraten den Raum meistens in Begleitung der Therapeuten. Wir legten Wert darauf, daß alle Gruppenmitglieder möglichst stets die gleichen Plätze einnahmen. Damit sollte sichtbar werden, daß für jede Teilnehmerin im wahrsten Sinne des Wortes »ein Platz da war«. Aus demselben Grund stellten wir Namensschilder für jede Patientin auf den Tisch. Sie unterstreichen die eigene Identität, indem sie signalisieren: »Ich bin hier«; oder auch: »Ich bin wichtig«.

Von der Erfahrung ausgehend, daß der Einzelne in der Gruppe »hauptsächlich an Sicherheit und Lustbefriedigung interessiert« ist (Schindler 1960) und daß die abstrakte, verbale Erläuterung des Therapieangebots dem dementiell Erkrankten zunächst wenig Anhaltspunkte zu bieten vermag, hielten wir es für angebracht, Versorgung ganz konkret in Form von Getränken und Gebäck darzustellen.

In der Nachmittagsgruppe gab es daher stets Kaffee und Kekse, der Tisch war mit einer weißen Tischdecke gedeckt, neben einfachem Porzellan ergaben Servietten und Kerzen das Bild einer »klassischen« Kaffeetafel. Dies beinhaltet die Möglichkeit der Anknüpfung an vertraute Formen des sozialen Kontakts. Insbesondere Kerzen sind mit vielfacher symbolischer Bedeutung behaftet. Das Anzünden und Ausblasen der Kerzen markierte in unserem Zusammenhang regelmäßig den Beginn und das Ende der Gruppensitzung.

Für die Vormittagsgruppe fehlte ein entsprechender Anknüpfungspunkt an vertraute Rituale. Hier wurden Saft und Salzgebäck angeboten, was als Geste der Begrüßung und auch der Versorgung zu verstehen ist.

Zum festen Bestandteil der Therapiestunden gehörten auch bekannte Volkslieder. Das Singen hat im Rahmen der Gruppentherapie vielfältige Bedeutungen und wurde daher auch von uns in verschiedener Weise verwendet. Es eröffnet eine dieser Generation vertraute Möglichkeit der Gemeinsamkeit. Einige Lieder wecken bei den Teilnehmerinnen Assoziationen, die Ausgangspunkt für weitere Gespräche sind. Hinzu kommt der Stolz auf die eigene Leistung. Da die Volkslieder meist schon zur Kinderzeit erlernt wurden, können sie auch von Patienten gesungen werden, deren Erinnerungsfähigkeit auf das Altgedächtnis reduziert ist. Z. T. wurden die Lieder von uns auch zur Strukturierung der Gruppensitzungen verwendet, indem beispielsweise die Vormittagsgruppe zur Verabschiedung stets ein Lied sang. Einige Teilnehmerinnen verwendeten Liedtexte spontan auch zur Mitteilung, indem sie einzelne Strophen inhaltlich sinnvoll in die Kommunikation einflochten.

Exkurs: Zur räumlichen Umgebung der Patienten

Im Sinne eines ganzheitlichen Verständnisses von Interventionsgerontologie gehörte eine verbesserte Gestaltung der räumlichen Umgebung zu den Zielen der Arbeit.

Die Stationen des 1959 geplanten Hufeland-Hauses sind im »herkömmlichen Stil« (KDA 1978) erbaut. Dies bedeutet, daß die Zimmer der Bewohner im wesentlichen auf der einen Seite eines langen Flures angeordnet sind, während die Funktionsräume auf der gegenüberliegenden Seite des Ganges liegen. Die 22 Bewohner verteilen sich auf 2 Einzelzimmer, 4 Zweibett- und 4 Dreibettzimmer. Für den gemeinsamen Aufenthalt der Bewohner steht lediglich das am vorderen Ende des Flurs vor den Aufzügen gelegene Foyer zur Verfügung.

Die Patientenzimmer erlauben nur im begrenzten Umfang eine Mitgestaltung durch die Bewohner, da Gegenstände wie Bett, Nachttisch und Pflegeschrank, häufig auch Tisch und Stühle, vom Haus gestellt werden. Die Kleidung der Bewohner wird in einer Schrankwand aufbewahrt, die nur vom Flur her zugänglich ist.

Bei dieser Ausgangssituation können wesentliche Ziele einer bedürfnisorientierten Gestaltung nicht verwirklicht werden. Dem Bedürfnis nach Privatheit kann – vielleicht mit Ausnahme der beiden Einzelzimmer – nicht Rechnung getragen werden, zumal die Mehrbettzimmer aufgrund der räumlichen Enge keine weitere Untergliederung zulassen. Die Fläche vor den Aufzügen ist der einzige öffentliche Raum, er ist aber aufgrund seiner Funktion und wegen mangelnder Untergliederungsmöglichkeiten als Kommunikationsort wenig geeignet. Die langen Flure, die gleichartigen Zimmer und Etagen sind geradezu exemplarisch für die von Grond (1985, S. 209) benannten verwirrtheitsfördernden räumlichen Merkmale.

Angesichts dieser Situation entstanden zunächst Planungen, die zumindest eine minimale Verbesserung der räumlichen Situation bewirken sollten. Es handelte sich um eine optische Untergliederung des Foyers durch Aufstellung einzelner kleiner Tischgruppen mit jeweils zugehörigen Pendellampen und farblicher Absetzung von Aufenthalts- und Durchgangsbereich. Anstatt gestrichener Wände sollten leicht gemusterte, relativ »altmodische« Tapeten Verwendung finden.

Ebenso sollte der Flur optisch mit Hilfe von Wandleuchten und unterschiedlichen Tapeten untergliedert werden. Eine bessere Kennzeichnung von Türen und Schränken sollte die Orientierung erleichtern. Eines der WCs sollte behindertengerecht umgebaut werden, um die selbständige Benutzung zu erleichtern und damit zugleich eine Arbeitserleichterung für die pflegerischen Mitarbeiter zu erreichen. In den Bewohnerzimmern selbst kam als einzige Verbesserung die Verwendung unterschiedlicher Tapeten sowie »wohnlicherer« Lampen in Frage.

Diese allseits als unbefriedigend empfundenen Planungen kamen nur teilweise zur Ausführung. Zeitlich parallel und sicher nicht unabhängig von der Arbeit des Projekts setzte sich im Haus die Auffassung durch, daß die bestehenden räumlichen Probleme nur durch grundlegende Um- und Neubauten im Gesamtbereich des Hufeland-Hauses gelöst werden können. Dieses Konzept wird zur Zeit im Rahmen der umfassenderen Planung eines Systems differenzierter Hilfsangebote für ältere Menschen verfolgt.

Tatsächlich realisiert wurde im Bereich des Foyers die Anschaffung neuen Mobiliars sowie die Installierung von Pendelleuchten über den zu Sitzgruppen zusammengestellten Tischen. Durch dieses Arrangement sowie die Verwendung von Holzmöbeln wirken die Foyers nunmehr deutlich wohnlicher. Dabei haben sich Arrangements als vorteilhaft erwiesen, bei denen etwa 5–8 Plätze pro Sitzgruppe entstehen. Beobachtungen auf den Modellstationen wie auch auf anderen Stationen des Hauses zeigen, daß hierdurch die Kommunikation optimal gefördert wird. Dies dürfte auch mit der verminderten sozialen Kompetenz der zahlreichen desorientierten Bewohner zusammenhängen. Gerade die desorientierten Bewohner bedürfen für Gespräche oft der Anregung durch orientierte Bewohner oder Mitarbeiter. Sie sind in einer Gruppe von 5–8 Personen schon durch die räumliche Anordnung leichter zu erreichen als bei vereinzelten Tischgruppen, während noch größere Personengruppen für sie eine Überforderung darstellen. Tatsächlich bewirkte das einladendere räumliche Arrangement zumindest auf einer der beiden Stationen, daß Mitarbeiter und Bewohner sich auch außerhalb der Hauptmahlzeiten – z. B. zum Kaffeetrinken – häufiger als zuvor zu einer informellen Gruppe im Foyer zusammenfanden.

Beim Arrangieren und Aufstellen der neuen Möbel in einer veränderten Ordnung mußten feste Sitzplätze und Territorien einzelner Personen berücksichtigt werden. Verschiedene Bewohner haben feste Plätze im Aufenthaltsraum, die ihnen Sicherheit geben und daher auch verteidigt werden. Das gesamte Pflegeteam war gefordert, die Veränderung mitzutragen.

Die Einrichtung des behindertengerechten WCs bedeutete vor allem für die Pflegemitarbeiter eine große Arbeitserleichterung. Nach einer gewissen Umstellungszeit wurde es auch von den Bewohnern gern akzeptiert.

Zur besseren Orientierung gestalteten wir einen Wochenplan mit allen für die jeweilige Station gültigen und festen Terminen. Dieser wurde an einem zentralen Ort im Flur aufgehängt. Es zeigte sich aber, daß der Plan nicht für alle Bewohner geeignet ist. Desorientierte Personen sind meist nicht in der Lage, die Informationen eines Plans zu verstehen und in einen sinnvollen Bedeutungszusammenhang zu bringen.

Als Hilfe zur räumlichen Orientierung wurden die Funktionsräume sowie die Bewohnerzimmer mit großformatigen Holzschildern versehen. Das Anbringen der Namensschilder an den Zimmertüren erfolgte jeweils nur nach ausdrücklicher Zustimmung durch die Bewohner. Ein neben der verbesserten Orientierung eher unerwarteter Effekt war, daß die Namensschilder in einigen Fällen das Selbstwertgefühl der Bewohner erhöhten. Sie konnten jetzt andere auf ihr Namensschild verweisen, sie »waren wieder wer«.

Für die therapeutischen Gruppen konnten wir einen separaten Gruppenraum einrichten, der ausschließlich für die Therapie und für Teambesprechungen zur Verfügung stand. Bei der Ausstattung des etwa 25 qm großen Raumes legten wir Wert darauf, den Patienten vertraute Elemente einzubeziehen. Die Gestaltung erinnert an ein Wohnzimmer – dominierend ist ein großer Tisch mit Armstühlen, an einer Seitenwand steht ein antiker Wohnzimmerschrank. An einer anderen Wand sind eine Spüle und ein Buffet untergebracht, die sowohl Assoziationen zu früherer Haushaltstätigkeit erlauben, als auch für kleine küchenpraktische Tätigkeiten der Teilnehmerinnen, z. B. Spülen, geeignet sind.

4. Zur Sprache bringen – Die therapeutische Arbeit

Der gruppendynamische Verlauf

a) Vormittagsgruppe

In der Vormittagsgruppe lassen sich, wie in jeder Gruppe, Phasen unterscheiden, die sich in der Intensivität der Beziehungen, der Fähigkeit, Probleme anzusprechen und zu bearbeiten, sowie der Form der Gruppenidentität unterscheiden.

In der ersten Sitzung stellten wir an den Plätzen der Teilnehmerinnen Namensschilder auf. Die Patientinnen zeigten dabei unterschiedliche Reaktionen:

Frau D., leicht verunsichert, fragt, wo sie sich hinsetzen solle. Frau L. sucht sich ihren Platz selbst, Frau A. fragt vorwurfsvoll, wo sie sich denn hinsetzen solle, schließt dann die Augen, entschuldigt sich bei den anderen Teilnehmerinnen und gibt vor zu schlafen.

Frau L. ist die einzige Patientin mit einem noch in Ansätzen selbstgestalteten Lebensbereich und Kontakten zur Umwelt. Sie besitzt noch genug Selbstwertgefühl, sich selbst einen Platz zu suchen, während Frau A. und Frau D. aus unterschiedlichen Gründen auf Anweisungen der Gruppenleiter warten. Frau D. hat Angst, etwas falsch zu machen. Frau A. äußert ihren Ärger, nicht genug versorgt und beachtet zu werden. Von beiden Patientinnen werden aus verschiedenen Motiven Versorgungsansprüche gestellt.

In dieser *Phase der Fremdheit* kommt es gleich in der ersten Sitzung zu einer negativen Beurteilung einer Gruppenteilnehmerin, da diese auf Station öfter aggressiv ist. Diese Patientin nimmt aus organisatorischen Gründen an der ersten Sitzung nicht teil.

Frau L. reagierte betroffen, als sie hörte, daß auch Frau B. in der Gruppe sei. Die mache sich über ihren Gehwagen lustig, sie sei nicht nett zu ihr.

Dieses Unbehagen wird dann aber erst sehr viel später in einer Sitzung der Patientin gegenüber geäußert.

Die ersten Stunden dienen dann dem Kennenlernen, wobei von uns Themen mit lebensgeschichtlichen Bezügen eingebracht werden, wie Familie, Frankfurt in den zwanziger Jahren usw. Die Teilnehmerinnen werden von uns direkt angesprochen, wobei darauf geachtet wird, sie nicht zu überfordern. Fast alle Kontakte laufen über die Gruppenleiter. Die Versorgung mit Salzstangen, Plätzchen und Orangensaft hat eine wichtige Bedeutung, besonders für die am schwersten gestörten Patienten. Namensschilder mit einer dazu selbst ausgewählten Memorykarte dienen zur Versicherung der eigenen Identität und werden positiv angenommen; eine feste Sitzordnung wird etabliert. Die Maßnahmen sollen ein Mindestmaß an Orientierung und Versorgung sichern.

Das Abholen von zwei Patientinnen, Frau A. und Frau C., gestaltet sich schwierig, da Frau C. massive Ängste mit dem Verlassen des Zimmers verbindet und Frau A. oft noch im Bett liegt, sich müde fühlt, noch nicht angezogen ist usw. Frau B., auf der Station als aggressiv beschrieben (sie schlug andere Patientinnen), zeigt in der Gruppe keine Verhaltensauffälligkeiten.

In der Vormittagsgruppe kommt es bald zu ersten Konflikten:

Frau A. beschwert sich heftig bei Frau C., daß sie sie nicht versteht, sie solle doch die Hand vor dem Mund wegnehmen. Frau C. ist verunsichert, versucht sich zu entschuldigen. Frau A. geht darauf nicht ein, macht sich, Frau D. zugewandt, lustig über Frau C., äfft sie nach, indem sie die Hand vor dem Mund hält und dabei nuschelt.

Sie zeigt so ihre Macht, die ihr trotz zahlloser Verluste verblieben ist. Frau C., die die vorherigen Sitzungen meist dominiert hat, ist völlig wehrlos in dieser Situation. Frau A. wertet sich damit gegenüber Frau C. auf. Frau C., die aktivste in der Gruppe, wird so im fast wörtlichen Sinne über den Mund gefahren und von ihrer herausragenden Position verdrängt. Hinzu tritt noch die Konkurrenz gegenüber den Gruppenleitern, die schmerzlich an die erlittenen Verluste erinnern und damit Neid und Wut aufkommen lassen, die Frau C. stellvertretend zu tragen hat. Derartige Konkurrenzkämpfe sind in der *Orientierungsphase* einer Gruppe typisch.

Eine klar herausragende Position bildet sich aber nicht heraus.

Sowohl Frau A. und Frau C. als auch Frau D. und Frau L. dominieren abwechselnd in den nächsten Stunden. Nur Frau E. und Frau B. sind in der ersten Phase der Gruppe sehr zurückhaltend und fast ausschließlich auf die Leiter fixiert, die versorgend und stützend agieren und damit Elternfunktionen ausüben.

Nach der 20. Sitzung hat sich die Gruppe konstituiert. Die Teilnehmerinnen unterhalten sich miteinander, bevor die Sitzung offiziell begonnen hat. Auffallend ist, daß sie sich beim Hereinkommen in den Gruppenraum laut begrüßen. Sie schenken sich gegenseitig Saft ein und demonstrieren damit Unabhängigkeit von uns, da wir zuvor diese Funktion übernommen hatten. Sie fragen nach, wenn sie sich nicht verstehen, gehen auf die Themen der Gruppe ein.

Aufgrund ihrer gefestigten Identität ist die Gruppe nun zunehmend in der Lage, sich mit realitätsnahen, damit aber auch bedrohlichen Themen auseinanderzusetzen und die damit verbundene resignative, depressive Stimmung auszuhalten. Themen sind die Realität im Hufeland-Haus, Verluste, körperliche Beeinträchtigungen, Todesängste. Diese Themen werden von den Teilnehmerinnen selbst eingebracht; sie wenden sich weiterhin meist an die Leiter, doch ist es nur noch selten notwendig, daß die Leiter ihrerseits Themen einbringen müssen, wenn ein Schweigen zu bedrohlich wird. Eine stützende Funktion muß aber weiterhin von ihnen ausgeübt werden. Es hat sich ein labiles Gleichgewicht herausgebildet, so daß es kaum zu offenen Konflikten zwischen den Teilnehmerinnen kommt. Langsam beginnt die *Phase der Vertrautheit*, in der Themen bearbeitet werden können und nicht mehr die Gruppenbeziehungen im Vordergrund stehen. Beziehungen können jetzt von einzelnen Patienten auch außerhalb der Gruppe geknüpft werden. Frau A., zu Beginn fast ausschließlich in ihrem Zimmer und bis zum Mittag im Bett liegend, freundet sich mit einem Patienten auf ihrer Station an und kann später mit ihm eine intime Beziehung eingehen. Sie ist aktiver, verläßt oft ihr Zimmer und setzt sich ins Foyer, kann allgemein wieder Kontakt finden. Auch ist zu beobachten, daß die Patientinnen nach der Gruppensitzung auf der Station zusammensitzen und sich gegenseitig helfen. So hilft Frau L. Frau A. beim Anziehen ihres Kleides, nachdem diese sie darum gebeten hat. Frau A. ist fähig, Hilfe anzufordern, und Frau L. stellt diese gerne bereit. Frau B. kann sich im Gruppenraum so beherrschen, daß sie nicht körperlich aggressiv wird, auf der Station wird allerdings immer noch davon gesprochen, daß sie schlage. Sie ist weiter fähig, ihre Freundschaft zu Frau E. aufrechtzuerhalten.

Diese Phase wird durch die Einführung der neuen Gruppenleiterin, die die »alte« Therapeutin später ersetzen soll, unterbrochen. In der 40. Sitzung wird sie vorgestellt.

Die neue Gruppenleiterin wird erst nicht zur Kenntnis genommen, nur Frau C. richtet sich beim Sprechen auch an sie. Dafür wird von dem »alten« Therapeuten gefordert, die Gruppenleiterposition aktiver auszuüben, die Gruppe zu unterhalten. Kontakte sind kaum möglich. Die neue Therapeutin wird gefragt, was man denn in der Gruppe wolle, wenn man nicht rede.

Die Gruppe akzeptiert die neue Gruppenleiterin nicht und drückt damit aus, daß sie keine Veränderung wünscht und die alten Leiter weiter behalten will. Die neue Gruppenleiterin wird entweder nicht zur Kenntnis genommen oder angegriffen. Dies wird in einer anderen Sitzung noch deutlicher, als die Teilnehmerinnen, als Reaktion auf einen Ausflug von Frau D., selbst einen Ausflug planen und die neue Gruppenleiterin dabei nicht berücksichtigen (»sie zählen wir mal nicht mit«). Die Gruppenphantasie der stabilisierenden Eltern wird durch die »Freundin« des Gruppenleiters bedroht, so daß diese ausgestoßen wird. Die Freundin repräsentiert die bösen Anteile der Mutter.

Andererseits erkundigen sich die Teilnehmerinnen nach nicht Anwesenden, zeigen Anteilnahme bei Krankheiten und Stürzen, nehmen oft Bezug aufeinander. Die gemeinsame Ausstoßung der neuen Gruppenleiterin schmiedet die Gruppe zusammen, so daß sogar ein gemeinsamer Ausflug ins Auge gefaßt werden kann. In der Phase der Vertrautheit ist es typisch, daß neue Gruppenmitglieder ausgestoßen werden. Zudem beginnt jetzt schon die Phase des Abschieds von den alten Gruppenleitern, der zunächst abgewehrt wird. Die Gruppe erlebt sich dabei als machtvoll, kann aber ihr Hochgefühl nicht stabilisieren, da sich die dadurch entstandenen Erwartungen an die Gruppe nicht erfüllen lassen. Immer wieder wird in den nächsten Sitzungen die Gruppe selbst thematisiert, dabei wird aber auch Kritik an ihr geäußert, erst noch leise und eher verschämt an die Gruppenleiter gewandt.

Frau L. erzählt von einem Ausflug nach Heidelberg und meint, dieser sei sehr schön gewesen, da keine Verwirrten dabeigewesen wären (44. Sitzung).

Als Schweigen in der Gruppe herrscht, bemerkt Frau A.: »Na, warten wir mal ab, wenn keiner mehr redet und alle nur zuhören wollen! Wir haben alle so viel zu erzählen, aber sprechen nicht darüber« (49. Sitzung).

Frau C. meint, das Schweigen »sei halt so bei Älteren«. Später sagt sie im flüsternden Ton, das läge ja wohl auch daran, daß hier einige Frauen doch sehr verkalkt seien, die Jungen sollten doch was machen, nicht die Alten (57. Sitzung).

Das in der Gruppe nun öfter aufkommende Schweigen wird fragmentarisch thematisiert, ohne daß eine eigentliche Auseinandersetzung stattfindet. Besonders bei Frau A. dringt Wut und unerfüllte Hoffnung durch, während Frau L. und Frau C. die anderen Teilnehmerinnen als verkalkt stigmatisieren und es sich damit ersparen, Konflikte austragen zu müssen – ein Verhalten, das auch bei Mitgliedern des Pflegedienstes bisweilen vorkommt. Allerdings können jetzt teilweise Gefühle zugelassen und ausgedrückt werden.

Besonders ruhig und schweigsam sind die Sitzungen, bei denen einer der beiden »alten« Gruppentherapeuten fehlt. Diese Abwesenheit wird auch zunehmend angesprochen, aber noch nicht in Verbindung mit der Verabschiedung der alten Gruppenleiter gebracht. Eine Auseinandersetzung mit dem Abschied findet in den letzten zehn Sitzungen statt. Als Beispiel dafür die 69. Sitzung:

Die »alte« Therapeutin erzählt, daß sie krank war und lange Zeit nicht anwesend. Frau D. fragt sie darauf, ob es ihr jetzt wieder gut ginge und sie jetzt bliebe. Die Gruppenleiterin antwortet, daß sie bald nicht mehr kämen und jemand anderes die Gruppe leiten würde. Danach herrscht Schweigen.

Frau C. meint dann, daß wir bald weggingen, sei schon letztesmal erwähnt worden. Frau A. schaltet sich ein und sagt, daß sie traurig sei, daß wir gingen, daß es ihr nicht gefallen würde. Frau L. bekräftigt dies. Wir stellen fest, daß es eine schwierige Situation sei, wenn wir uns trennen müßten, und erklären den Teilnehmerinnen, daß unsere Arbeitsverträge ausliefen. Frau A. fragt, was wir dann machen würden, ebenso Frau L.

Die Phantasien bewegen sich in Richtung ungewisser Zukunft. Die Gruppenleiter stellen sich den Teilnehmerinnen gleich, indem sie sagen, daß weder sie noch die Teilnehmerinnen wüßten, was auf sie zukommt. Frau C. beschäftigt sich in vielen Beispielen damit, daß wir als junge Leute trotzdem eine bessere Perspektive hätten als sie. Sie spricht an, daß viele alte Menschen aus Verzweiflung Tabletten nehmen, um zu sterben, weil kein Platz mehr für sie da sei.

Frau D. nimmt am Anfang direkt Bezug auf die Therapeutin, erkundigt sich nach ihr. Die Antwort wirkt erst einmal wie ein Schock und wird mit Schweigen quittiert. Frau A., Frau C. und Frau L. können aber auf die Situation eingehen und uns ihre Trauer mitteilen. Frau C. spricht dabei ihre Probleme und ihre Verzweiflung mit dem Beispiel des Selbstmords alter Menschen an. Hier wird unser Abschied von der Gruppe mit dem Tod direkt verknüpft. Abschied bedeutet Zukunft, die ungewiß und besonders im hohen Alter mit Verlusten behaftet ist. Durch ihren Vergleich negiert sie unsere Gleichsetzung zwischen unserer und ihrer Situation.

Frau A. fragt nochmals nach dem Grund. Frau C. erklärt ihr sehr deutlich, daß das Geld die wesentliche Rolle spiele, worauf Frau A. nachfragt, ob uns nicht eine Stiftung bezahlen könne. Frau L. erzählt von ihrem Treff beim Roten Kreuz, daß auch dort dieselbe Situation gewesen sei und jetzt die Frau dableiben könne, nachdem die alten Leute einen Brief verfaßt hätten. Die Gedanken kreisen dann immer mehr um unsere Zukunft. Wir bringen die Ängste um unsere berufliche Zukunft in die Gruppe zurück, indem wir bestätigen, daß unsere Zukunft ebenso unklar sei wie die der Gruppenteilnehmer.

Frau C. meint, daß sie sich zurückhalte, weil sie auf die anderen Rücksicht nehme, die hier säßen; sie würde ihre Trauer nicht so zeigen. Wir sprechen aus, daß wir es auch schade finden und traurig sind, daß wir unsere Arbeit nicht fortsetzen können. Frau A. schüttelt den Kopf: sie habe erwartet, daß wir blieben, und ob wir nicht freiwillig dort weiter arbeiten wollten. Wir weisen darauf hin, daß wir Geld verdienen müssen.

Frau E. döst vor sich hin, ebenso Frau D. und dann auch Frau A. Frau L. meint, daß man beim Dösen nichts denken müßte.

Frau A. und Frau L. suchen nach Möglichkeiten, ein Verbleiben der Therapeuten zu sichern. Dabei wird realitätsorientiert argumentiert, und Frau L. kann sogar auf erfolgreichen Widerstand verweisen. Nachdem sich ihre Möglichkeiten als unzureichend erwiesen haben, wird von Frau A. und Frau C. Enttäuschung geäußert. Frau A. hat dabei die hohe Erwartung an uns, daß wir sie auch freiwillig versorgen würden. Aus ihr spricht Trotz und Resignation. An der aktiven Auseinandersetzung können sich Frau D. und Frau E. nicht beteiligen. Sie äußern ihre Trauer und ihren Protest, und durch Passivität wehren sie den bedrohlichen Impuls ab.

Frau A. setzt sich in einer der nächsten Sitzungen nochmals eine ganze Stunde mit unserem Abschied auseinander und versucht, Möglichkeiten für eine Finanzierung der alten Gruppenleiter zu finden. Sie bietet schließlich an, für unsere weitere Leitung zu sammeln. An dem Gespräch beteiligt sich auch Frau L. aktiv (70. Sitzung). In der darauffolgenden Sitzung erfolgt eine intensive Auseinandersetzung Frau A.'s mit Abhängigkeit und Ohnmacht. Frau C. kann ausführlich Kritik an der Gruppe äußern:

Die ganze Stunde spricht eigentlich Frau C. Sie beginnt bei der Thematisierung unseres Abschieds. Sie fände es schade, verstehe das auch nicht. Sie spricht über den Abschied der alten Menschen vom Leben... Schließlich geht sie dazu über, die Gruppe zu kritisieren. Zuerst die neue Therapeutin, sie sei so schweigsam; dann geht sie jeden einzelnen durch und äußert ihre Unzufriedenheit, daß die Gruppe nicht lebendiger, die Gesprächsstoffe nicht vielseitiger und flüssiger wären. Frau L. lobt sie sehr, die sei lebendig und nach außen orientiert, auch Frau A. würde mitmachen, auch manchmal Frau E., und so geht sie alle durch. Frau A. und Frau L. hören zu. Frau A. sagt schließlich, Frau B. solle etwas sagen, was diese auch tut. Niemand versteht sie...

Die Gruppe ist nicht imstande, Frau C. bei ihrer Bewältigung des Abschiedes zu unterstützen. Frau A. versucht dies mit der Aufforderung, daß Frau B. etwas sagen solle. Gerade Frau B. wird von den anderen Teilnehmerinnen oft erwähnt, sie wird auch von Frau A. und Frau E. mit Vor- bzw. Kosenamen angesprochen. Frau B. ist das Kind in der Gruppe, sie wird um- und versorgt, sowohl von Gruppenmitgliedern wie Gruppenleitern. Sie kann in dieser Sitzung zwar antworten, wird aber nicht verstanden. Andererseits kann sie auch auf andere Teilnehmerinnen eingehen und realitätsadäquat Bezug nehmen, was zuvor nur fragmentarisch möglich war.

Frau E. und Frau B. verbalisieren den Abschied nicht direkt, zeigen aber ihren Protest, indem sie demonstrativ nach einigen Sitzungen sitzenbleiben und den Therapieraum nicht verlassen wollen.

Die Gruppe kann sich zunehmend konstituieren, mit internen Problemen auseinandersetzen und auch Lösungsmöglichkeiten und damit Perspektiven für eine Zukunft entwickeln. Sie besitzt eine recht hohe Rollendiffusion. Vier von sechs Mitgliedern kommen regelmäßig mit, übernehmen Versorgungsfunktionen für die Gruppe (Frau D.) oder sitzen ruhig dabei (Frau B.). Die Gruppenmitglieder gehen zunehmend aufeinander ein, erkundigen sich nach fehlenden Teilnehmern und nehmen Anteil, wenn Mitglieder erkrankt sind. In der Abgrenzung zur »neuen Therapeutin« erlebt sich die Gruppe als machtvoll und entwickelt sogar Perspektiven für die Zukunft außerhalb der Institution (»Ausflug«). Aber auch Verluste können als Thema zugelassen und bearbeitet werden.

Nach einer Phase der Fremdheit zeigt sich eine Phase der Orientierung (etwa bis zur 25. Sitzung), worauf eine Phase der Vertrautheit der Mitglieder folgt. Diese Vertrautheit erlaubt den Patienten, konfliktbeladene Themen einzubringen, den Abschied von den Gruppenleitern zu bearbeiten und erfolgreich zu überstehen. Es können auch kognitiv wieder Leistungen erbracht werden, die zuvor im Stationsalltag nicht möglich waren. Dabei werden Störquellen, wie Fehlen von Teilnehmern, Wechsel der Gruppenleiter, unbefriedigende Kommunikation in der Gruppe explizit angesprochen und eigene Bedürfnisse wieder realitätsorientiert verbalisiert.

b) Nachmittagsgruppe

Die Nachmittagsgruppe zeigt sich von Beginn an und durchgängig als relativ »stille« Gruppe. Neben den Äußerungen einer Wortführerin – Frau F. – fließen andere Beiträge eher spärlich oder nur zu einigen Gelegenheiten. Neben anderen Ursachen hängt dies sicherlich damit zusammen, daß die Teilnehmerinnen ein relativ gleichmäßig niedriges Niveau der Orientiertheit zeigen und damit zugleich eine eher regressive Haltung des »Versorgt-werden-Wollens«.

Ähnlich wie in der Vormittagsgruppe lassen sich verschiedene Entwicklungsphasen unterscheiden. Der Phase der Fremdheit folgt – etwa ab der 17. Sitzung – eine Phase der Orientierung und der Vertrautheit, in der die Gruppe sich vorwiegend lebensgeschichtlichen Erinnerungen zuwendet. In diesen Zeitraum fallen auch langandauernde Auseinandersetzungen mit einer Außenseiterin (bei zahlreichen Gelegenheiten zwischen der 44. und der 94. Sitzung). Es schließt sich eine Trennungsphase an, in der die Verabschiedung von den Gruppenleitern das beherrschende Thema ist (98. bis 122. Sitzung).

Die Phase des Kennenlernens ist sehr stark durch die geplanten Interventionen der Therapeuten strukturiert. Wir legen in dieser Zeit viel Wert darauf, daß die Teilnehmerinnen miteinander vertrauter werden, daß sich eine Gruppenidentität ausbildet und die Gruppenmitglieder sich mit ihrer Persönlichkeit angenommen fühlen.

Wir beschäftigen uns daher in der Anfangszeit in verschiedenen spielerischen Übungen zunächst mit den Namen der Teilnehmerinnen (sie werden z. B. mit Hilfe von Magnetbuchstaben auf Metalltafeln zusammengestellt). Wir fertigen in der Gruppensituation Polaroid-Fotos von jeder Teilnehmerin. Mit Hilfe weiterer Farbnegativ-Abzüge wird während mehrerer Gruppensitzungen für jede Teilnehmerin ein kleines Foto-Album mit Aufnahmen aller Gruppenmitglieder erstellt.

Diese Aktivitäten werden von den Teilnehmerinnen positiv aufgenommen. Besonders das Fotoalbum wird auch außerhalb der Gruppe anderen Mitarbeitern oder Verwandten stolz gezeigt. Das eigene Foto wird von den meisten Teilnehmerinnen besonders häufig betrachtet und erfreut sowie zugleich selbstkritisch kommentiert. Als symptomatisch erscheint uns, daß ein Bild der um den Kaffeetisch sitzenden Teilnehmerinnen von einem Gruppenmitglied als »Familiengemeinschaft« betitelt wird (14. Sitzung). Nach etwa 16 Sitzungen sind die oben genannten Ziele der Anfangsphase auf einem ersten, einfachen Niveau erreicht. In der Folgezeit kann die Gruppe sich relativ konfliktfrei zahlreichen Themen zuwenden, die sich größtenteils auf Ereignisse aus der lebensgeschichtlichen Vergangenheit der Teilnehmerinnen beziehen.

Es kommt in diesem Zeitraum zu einer gesteigerten Aufmerksamkeit der Teilnehmerinnen füreinander, ohne daß die Beziehungen explizit angesprochen werden. Gleichzeitig werden die Gruppenmitglieder zunehmend initiativ und gestalten einige Gruppensitzungen weitgehend selbständig mit ihren spontanen Einfällen. So wird etwa von Frau J. in der 36. Sitzung ein Schlager eingebracht (»Püppchen, du bist mein Augenstern...«), der im Laufe der Stunde immer wieder neu aufgegriffen und gesungen wird, während man zwischendurch den Erzählungen von Frau H. über ihre Kindheit zuhört.

In der Folgezeit können wir immer stärker darauf verzichten, die Sitzungen durch vorbereitete Themen und Materialien zu strukturieren. Die Aufnahme eines neuen Gruppenmitglieds, Frau M., beschäftigt bald das spontane Interesse der Teilnehmerinnen. Ihre Aufnahme erfolgt mehrere Wochen, nachdem die Teilnehmerin K. aufgrund ihres schlechten Gesundheitszustandes aus der Gruppentherapie ausscheiden mußte und kurz nach deren Tod. Die »Neue« zeigt auf der Station extreme motorische Unruhe und äußert dort wie auch in der Gruppensituation mit großer Vitalität vorgetragene, ständig gleiche Phrasen, deren Hintergrund uns größtenteils verborgen blieb.

Frau M. erweist sich bald als höchst problematisch und letztlich nicht integrierbar. Es haben sich zu diesem Zeitpunkt bereits einige die Gruppenidentität stützende Normen herausgebildet, die in erster Linie auf den Regeln des »guten Benehmens« basieren. So wird beispielsweise stets in irgendeiner Weise negativ vermerkt, wenn sich ein Gruppenmitglied beim Kaffeetrinken beschmutzt.

In insgesamt 36 Sitzungen, an denen Frau M. teilnimmt, entzünden sich immer wieder Konflikte zwischen ihr und den übrigen Teilnehmerinnen aufgrund ihrer »unmöglichen« Verhaltensweisen, mit denen sie ungeschriebene Gruppennormen verletzt, ohne daß eine Entwicklung oder auch nur ein Dialog sichtbar würde. Es gelingt auch den Leitern in der Gruppensituation jeweils nur kurzfristig, mit dieser Patientin ein Gespräch zu führen, wobei aber auch die Einbeziehung Dritter nicht möglich ist. Die Rigidität der Gruppenstrukturen einerseits und die nur marginale Anpassungsfähigkeit von Frau M. andererseits verunmöglichen ein produktives und wechselseitiges »Aufeinanderzugehen«.

Diese Situation führt dazu, daß die Gruppe sich zwischen der 44. und 94. Sitzung immer wieder mit sich selbst und ihrem internen Konflikt beschäftigt. Dabei kommt es zu den unterschiedlichsten Konfliktstrategien. Nach der ersten, zunächst positiven Kontaktaufnahme wird Frau M. schon in der nächsten Sitzung deutlich zur (zunächst) geduldeten Außenseiterin. Später wird die aktuelle Beziehungssituation zum Teil in Form von Kindheitserinnerungen formuliert. Dies ist etwa in der 54. Sitzung der Fall, als Frau M. erzählt, daß sie zu Hause nie mit anderen Kindern habe spielen dürfen. Damit stellt sie sich als Außenseiterin dar. Kontrastierend hierzu schildert Frau F., daß sie andere Kinder stets mit Süßigkeiten versorgt habe, und nimmt auf diese Weise in ihrer Erzählung eine mütterlich-versorgende Haltung ein, die durchaus auf ihr Verhältnis zur Gruppe und tendenziell auch zu Frau M. zutrifft, die sie eher mitleidig, aber gleichzeitig distanziert, als »krank« bezeichnet.

Andere Gruppenmitglieder treten in Konkurrenz zu Frau M. um die Gunst der Leiter und äußern zum Teil offen, daß sie Frau M. nicht in der Gruppe haben wollen. Solange Frau M. anwesend ist, bleibt die Gruppe auf den Konflikt mit ihr fixiert, ohne daß sich nach insgesamt fünf Monaten eine positive Entwicklung gezeigt hätte. Als auch Frau M. immer weniger Neigung zeigt, zur Gruppentherapie mitzukommen, lassen die Leiter sie an den weiteren Sitzungen nicht mehr teilnehmen. Insofern waren die Tendenzen der Gruppe zur Ausstoßung der Außenseiterin »erfolgreich«.

Der Fall von Frau M. ermöglicht einen Einblick in die Struktur der Nachmittagsgruppe in dieser Phase. Es hat sich ein Zusammengehörigkeitsgefühl ausgebildet, das durch die Beachtung starrer Normen, vor allem von Anstands- und Höflichkeitsnormen, stabilisiert wird. Das System rigider Normen korrespondiert mit differenzierten, aber ebenfalls sehr starren Rollenzuschreibungen. Etwa ab der 60. Sitzung intensiviert sich die Interaktion der Teilnehmerinnen untereinander; die Zentrierung auf die Leiter nimmt dementsprechend ab. Die Interaktionen folgen immer wieder ähnlichen Mustern und entsprechen den ausgeprägten Rollenzuschreibungen. So ist etwa die Rolle der Mutter erkennbar (Frau F., s. o.), die Rolle des »enfant terrible«, der schweigenden Beobachterin, des Kindes und der »grauen Eminenz«, welche die Gruppe bei wenigen Gelegenheiten machtvoll zu steuern weiß.

Die Rolle der Außenseiterin hat in diesem Zusammenhang eine stabilisierende Funktion für das Gruppengefüge und ermöglicht eine Selbstdefinition nach dem In-group/Out-group-Modell. Tatsächlich wird diese Rolle bei Abwesenheit von Frau M. von einem anderen Gruppenmitglied – dem »enfant terrible« – ausgefüllt. Allerdings kommt es mit ihr nie zu den gleichen unüberwindlichen Konflikten; hier lassen sich immer wieder wechselseitige Kontakte herstellen.

Obwohl die Gruppe nicht mehr so stark von strukturierenden Interventionen der Leiter abhängig ist, sind diese doch ein wichtiger Teil der Beziehungsstrukturen. Die eingespielte und individuell sehr unterschiedliche Verteilung ihrer Aufmerksamkeit auf einzelne Gruppenmitglieder wird von diesen eifersüchtig überwacht.

Die dritte Phase, in der die aktuellen Gruppenprozesse in den Therapiesitzungen im Mittelpunkt der Aufmerksamkeit stehen, ist bestimmt durch den bevorstehenden Abschied der Gruppenleiter:

In der 98. Sitzung ist nur einer der Therapeuten anwesend, außerdem fehlt Frau H. Frau M. nimmt seit der 94. Sitzung nicht mehr teil. Der Gruppenleiter kündigt sein Ausscheiden und das spätere Ausscheiden seines Kollegen an. Er erläutert dabei, daß demnächst ein neuer Therapeut an den Gruppensitzungen teilnehmen wird, der später die Gruppe als Leiter übernimmt. Daraufhin äußert Frau I. sofort: »Den hau' ich.« In der gleichen Sitzung wird auch angekündigt, daß die Treffen der Gruppe künftig nur noch zweimal wöchentlich (und nicht mehr wie bisher dreimal wöchentlich) stattfinden werden. Nach diesen Ankündigungen verläuft die Sitzung sehr schweigsam, auf den Therapeuten wirkt die Gruppe »wie tot«. Zum Abschied stimmt Frau J. überraschend ein lokal bekanntes Stimmungslied an, ihr Gesang ist dabei leise, fast verschämt.

In dieser Sitzung ist die Gruppe mit einem Übermaß an bedrohlichen Elementen konfrontiert worden. Der Ausschluß von Frau M. muß zwiespältige Gefühle hinterlassen. Die Abwesenheit eines Gruppenleiters trägt ebenso wie die Abwesenheit von Frau H. zur Verunsicherung bei und ruft unbewußte Befürchtungen über deren Tod auf den Plan. Die Ankündigungen des Leiterwechsels und der zeitlichen Reduktion der Gruppentreffen können intellektuell vermutlich nicht vollständig nachvollzogen werden; daß Verminderungen und Verluste für die Gruppe anstehen, wird aber verstanden. Wie sich im kurzen verbalen Aggressionsausbruch von Frau I. zeigt, stellt der angekündigte neue Leiter in dieser Situation eher eine Bedrohung dar. Das zaghaft gesungene Stimmungslied am Ende der Sitzung erscheint als mutiger, aber fruchtloser Versuch, der Resignation etwas entgegenzusetzen. Insgesamt reagiert die Gruppe auf die Konfrontation mit den Belastungen weitgehend passiv.

Auch die folgenden Sitzungen werden von Schweigen geprägt, das nur vorübergehend mit einer lebhafteren Stimmung wechselt, als in der 103. Sitzung wieder beide bisherige Leiter teilnehmen.

In der 105. Sitzung bringt Frau J. überraschend ein abgegriffenes Kartenspiel mit. Es sind einfache Wahrsagekarten, die sie auf dem Tisch auslegt. Sie kommentiert dabei, kennt ihre Bedeutung offensichtlich gut auswendig: »Das ist die Ungewißheit, das ist die Krankheit, das ist die Hoffnung…« etc. Kurz darauf packt sie die Karten wieder ein.

Frau H. ergreift das Wort, äußert fast rhythmisch einige von ihr gutbekannte stereotype Phrasen, trägt dann in dramatischer Steigerung wütend folgenden Dialog vor: »Wohin gehst du denn? – Ich gehe fort. – Leck mich am Arsch.« Etwas später erklärt einer der Leiter nochmals, daß er sich in etwa drei Wochen aus der Therapie verabschieden werde, woraufhin Frau H. erwidert: »Das ist mir doch egal.« Frau G. spricht von ihrem Geburtstag, weiß, daß er »am 29.« ist, kündigt an: »Den feiern wir hier. Da bestellen wir eine große Torte.« Darauf kommt sie noch mehrmals zurück.

In dieser Sitzung reagieren zumindest zwei Gruppenmitglieder auf die bedrohliche Abschiedssituation. Die Wahrsagekarten von Frau J. stellen einen mystifizierten Zukunftsbezug her, ohne daß die Inhalte näher zu konkretisieren sind. Die Stellungnahme von Frau H. läßt an Deutlichkeit nichts zu wünschen übrig, der vorgetragene Dialog bleibt aber imaginiert, ist realiter ein Monolog. Das schnippische »…ist mir doch egal« läßt sich leicht als Trotzreaktion erkennen, die der Abwehr von Wut und Trauer dient. Insgesamt sind hier Stellungnahmen der Gruppenmitglieder zum bevorstehenden Abschied der Therapeuten erkennbar; diese bleiben aber mystisch-unbestimmt bzw. monologisierend selbstbezogen und treten somit in deutlich verfremdeter Form auf; damit entziehen sie sich auch dem Gespräch.

Die von Frau G. anvisierte Geburtstagsfeier ist ein von ihr oft erwähntes Thema, dieses Datum ist für sie eine Form des Zukunftsbezugs und hat als zeitlicher Orientierungspunkt anscheinend eine stabilisierende Funktion. Daß die von ihr angesprochenen Gruppenleiter zu diesem Zeitpunkt gar nicht mehr anwesend sein werden, wird von ihr nicht aufgenommen. Wie in vielen Fällen, so ist auch hier rückblickend kaum zu entscheiden, inwieweit es sich um einen psychodynamischen Prozeß der Verleugnung handelt, durch welchen die Anerkenntnis des bedrohlichen Faktums »Abschied« erspart wird, oder inwieweit die Antizipation zweier zukünftiger Ereignisse und ihrer Abfolge aufgrund der krankheitsbedingten Beeinträchtigung der kognitiven Leistungsfähigkeit nicht mehr möglich ist.

In der 111. Sitzung scheidet einer der beiden bisherigen Therapeuten aus, was von der Gruppe resignativ und leicht irritiert zur Kenntnis genommen wird, ohne stärkere Reaktionen hervorzurufen. In der Folgesitzung trifft der neu hinzukommende Therapeut auf lebhafte Versuche der Kontaktaufnahme seitens der Gruppenmitglieder. In den anschließenden Treffen werden von den Teilnehmerinnen Themen wie Tod, Trauer und Verluste häufiger angesprochen, ohne daß es erneut zu längeren Phasen der Schweigsamkeit kommt. Die Häufung dieser Themen zu diesem Zeitpunkt ist nicht erstaunlich, wenn man bedenkt, daß »Sterben« psychisch gleichbedeutend mit »Abschiednehmen« ist. Insofern berührt der Abschied von den Gruppenleitern die »wunden Punkte« und zentralen Konflikte der Teilnehmerinnen und ermöglicht zugleich, diese in neuer Form zu bewältigen.

Die 121. Sitzung ist die vorletzte mit dem verbliebenen Therapeuten aus dem ursprünglichen Leitungsduo. Er spricht erneut seinen bevorstehenden Abschied an. Frau H. äußert, sie sei doch immer gekommen, sie liebe ihn doch, bezeichnet ihn zugleich als »Mutter«. Frau G. wischt sich die Augen, ist zunächst ungewöhnlich verwirrt, kann kaum sprechen, weiß ihr Geburtsdatum plötzlich nicht mehr, schaut auf die Uhr: »... kleiner Zeiger auf 3, wir haben ja erst März.« Kurz darauf hat sie sich gefangen, sagt trotzig: »Wenn du gehst, geht es trotzdem weiter.« Frau J. stimmt das Lied »Auf Wiedersehen« an. Frau I. macht mehrfach Anstalten, zu gehen, bleibt dann aber doch und schmust mit einem mitgebrachten Teddybär. Frau G. fragt nach, wo der Gruppenleiter jetzt hingehe, der Ort wird genannt, woraufhin sich Frau H. höchst abfällig über diesen Ort äußert.

In dieser Sitzung kommt es zu individuell sehr unterschiedlichen Reaktionen der Teilnehmerinnen, wobei aber alle in der einen oder anderen Weise in der Lage sind, die Tatsache des Abschieds aufzunehmen. Bei Frau G. zeigt sich zunächst starke emotionale Betroffenheit und Verwirrtheit. Sogar das für sie sonst als Orientierungspunkt dienende Geburtsdatum kann sie nicht erinnern. Später ist sie aber in der Lage, sich der Realität zuzuwenden: »Die Gruppe geht weiter.« Die in ihrem Ausspruch enthaltene trotzige Abwehr der Trauer dürfte notwendig gewesen sein, um diese Orientierungsleistung vollbringen zu können. Die spätere Frage nach der Zukunft des Gruppenleiters impliziert sogar ein vollständiges Abrücken vom egozentrischen Standpunkt und ist als Perspektivenübernahme auch kognitiv eine erstaunliche Leistung.

Frau H. versucht zu verhandeln, den Leiter doch noch zu halten. Dies ist zwar nicht ganz situationsadäquat, bedeutet aber zumindest, daß sie den Abschied als bevorstehendes Ereignis wahrgenommen hat. Gleichzeitig zeigt aber auch die Benennung des ausscheidenden Therapeuten als »Mutter« einen für sie nicht alltäglichen Grad von Desorientiertheit. Es ist ein Zeichen ihrer Verunsicherung, das zugleich einen wichtigen Aspekt ihrer Beziehung zum Therapeuten als mütterlich-beschützende Figur zum Ausdruck bringt. Da sie zugleich den neuen Therapeuten als ihren Ehemann bezeichnet, folgern wir, daß sie zumindest emotional bereit ist, den Übergang zu neuen Leitern zu vollziehen, was sich später auch bestätigt.

Frau J. reagiert mit ihrem Lied »Auf Wiedersehen« in leicht verfremdeter Form auf die Abschiedssituation und zeigt damit, daß sie diese wahrgenommen hat. Am undeutlichsten und von der Realität am stärksten abgewandt ist die Reaktion von Frau I., die in dieser für sie anscheinend belastenden Szene zunächst die Situation durch das Verlassen des Raums völlig vermeiden will und schließlich Zuflucht bei dem »tröstenden« Teddy findet.

Insgesamt ist die Gruppe (mit Ausnahme von Frau I.) zu diesem Zeitpunkt in der Lage, die Tatsache des Abschieds des bisherigen Leiters zu akzeptieren und sogar in begrenztem Maße die damit verbundenen Gefühle zuzulassen.

Zusammenfassend lassen sich die gruppendynamischen Prozesse in der Nachmittagsgruppe als Formen der Realitätsbewältigung dementer Pflegeheimbewohner verstehen. Es gelingt den Patienten innerhalb einiger Wochen, eine Gruppenidentität zu gewinnen. Die Beziehungen sind zunächst stark leiterzentriert, die Normen konventionell und rigide. Es gibt differenzierte Rollenzuschreibungen, wobei diese Rollen weitgehend unflexibel sind und sich auch im Verlauf der Therapie nur zum Teil verändern. Dennoch entspricht der Verlauf im Grundmuster den aus der Gruppendynamik bekannten Phasen (vgl. z. B. Witterstätter 1985). Zunächst gibt es eine Phase der Kontaktaufnahme (ca. 1. bis 16. Sitzung). Danach folgt eine Zeit, die man als »Arbeitsphase« kennzeichnen kann, in der die Gruppe sich ohne größere interne Konflikte verschiedenen Themen zuwendet. Die Reaktion auf die in die festgefügte Gruppe neu aufgenommene Patientin folgt ebenfalls bekannten gruppendynamischen Grundmustern. Die mögliche Alternative heißt hier Ausstoßung oder Assimilation. Die Tendenz zur Ausstoßung wird schon nach kurzer Zeit sichtbar und nur aufgrund der Beharrlichkeit der Gruppenleiter für längere Zeit nicht vollzogen. In diesem Zeitraum wird deutlich, daß weder die neue Patientin noch die Gruppe die für den Assimilationsprozeß notwendige Flexibilität besitzen.

Die Phase des Abschieds von den Gruppenleitern zeigt eine zunehmend realitätsgerechte Reaktionsweise der Teilnehmerinnen. Anfänglich ein Schweigen (98. Sitzung), das die Unfähigkeit zur Reaktion anzeigt. Es kommt dann zu ersten Stellungnahmen, die aber bizarr erscheinen und undeutlich bleiben (105. Sitzung). In der 121. Sitzung kann schließlich die Realität des Abschieds von den Teilnehmerinnen ausgesprochen werden, während sich zugleich ihre positive Bewältigung andeutet.

Tatsächlich kann nach Beendigung des Auswertungszeitraums die Therapiegruppe erfolgreich fortgeführt werden. Zu dem bereits eingeführten neuen Leiter kommt eine neue Gruppenleiterin hinzu; die beiden freigewordenen Plätze der verstorbenen Teilnehmerinnen werden mit neuen Gruppenmitgliedern – darunter jetzt auch ein

Mann – besetzt. Die Gruppe erscheint jetzt lebendiger als zuvor, was möglicherweise mit der gemischtgeschlechtlichen Konstellation zusammenhängt.

Vergangenheit: Lebensgeschichtliche Bezüge

Das Einbringen von lebensgeschichtlichen Bezügen der Patienten wurde von den Therapeuten als wichtiger Bestandteil der Therapie angesehen und daher aktiv gefördert. Wir erwarteten eine bessere Orientierung zur Person, eine Verstärkung des Selbstwertgefühls und Anknüpfungspunkte für Kontakte innerhalb der Gruppe durch gemeinsam erlebte Geschichte. Auch vermuteten wir eine Vielzahl unbearbeiteter Erlebnisse und Konflikte in der Lebensgeschichte der Patienten. Dabei gingen wir davon aus, daß besonders Familien- und Berufserlebnisse im Vordergrund stehen würden. Diese nahmen tatsächlich eine wichtige Stelle ein (besonders in der Nachmittagsgruppe), aber auch andere Themen traten in den Vordergrund. In der Vormittagsgruppe war dies besonders der Krieg.

Im Verlauf der Gruppentherapie macht dabei dieses Thema einen Bedeutungswandel durch, der uns symptomatisch erscheint. Drei Sitzungen, am Anfang, in der Mitte und am Ende unserer Therapie, sollen diesen Verlauf exemplarisch darstellen. – In der dritten Sitzung taucht das Thema Krieg zum ersten Mal auf:

Frau C. und Frau L. erzählen sich gegenseitig ausführlich, wie es vor dem Krieg in Frankfurt ausgesehen habe, wie schön es gewesen sei, was alles kaputt gegangen sei. Frau L. meint, daß man doch die ganze Innenstadt nicht hätte bombardieren müssen.

Krieg ist ein Anknüpfungspunkt für gemeinsame Erinnerung. Er ist durch krisenhaftes Erleben in der Erwachsenenzeit geprägt, wobei eine Idealisierung der früheren Lebenszeit (Familie) durchschimmert. Das Nennen alter vertrauter Gebäude, Straßen und Stadtteile verschafft Sicherheit in der Gruppe, da damit konkrete lebensgeschichtliche Bezüge angesprochen werden, die von den Gruppenteilnehmerinnen geteilt werden können. Diese Erzählungen haben auch einen wichtigen Stellenwert für das Verhältnis zu den Leitern: Man kann uns etwas erzählen von einer Zeit, die wir nicht miterlebt haben, und dadurch das Selbstwertgefühl stärken, da man nicht nur passiver Konsument, sondern aktiv Handelnder ist. In einer Phase der Fremdheit in einer Gruppe sind solche gemeinsamen Anknüpfungspunkte besonders wichtig, da sie ein »Wir-Gefühl« und eine Gruppenidentität fördern. Diese Gruppenidentität ist gekennzeichnet durch eine Opfermentalität: Die Patienten erleben sich als abhängig von der Willkür anderer. Täterzuschreibungen haben entlastende Funktionen, da sie die selbst zugeordnete Rolle als Opfer nicht gefährden:

Nachdem ich als Therapeut dabei auch die Alte Oper (als altes Bauwerk) erwähne, meint Frau C., ja, die sei wiederaufgebaut worden, mit dem Geld der Juden. Es hätte ja immer viele Juden gegeben in der Stadt, viele Banken seien von Juden geführt worden.

In späteren Sitzungen taucht bei Frau C. immer wieder das Bild des im amerikanischen Bomber mitfliegenden Frankfurter Juden auf, der den Piloten die Abwurfstellen für die Bomben gezeigt habe.

Damit wird die Selbstverantwortung für das eigene Handeln negiert und eine Auseinandersetzung mit der eigenen Lebensgeschichte abgewehrt.

In der 33. Sitzung bekommt das Thema Krieg eine andere Funktion. Eine gewissse Gruppenidentität besteht schon. Sie wird noch gefördert, als wir am Anfang der Sitzung feststellen, daß wir alle evangelisch sind.

Danach erzählt Frau C. von einer Bombardierung in einer Nachbarstraße, wo die ganze Familie umgekommen sei. Nachdem der Vater merkte, daß alle tot gewesen seien, sei er auch gestorben. Frau L. erzählt, daß sie ausgebombt gewesen sei. Frau D. sagt leise »furchtbar«, kann sich aber nicht weiter erinnern. Frau C. meint, die Leute seien schlecht, die Bauern hätten kein Brot herausrücken wollen.

Dieses Erlebnis verbindet sich mit dem Gefühl, ausgeliefert zu sein, abhängig von anderen Menschen, denen man nicht vertrauen kann. Diese Ausgliederung war so total, daß man jederzeit den Tod erwarten mußte. Ausgeliefert- und Abhängigsein entsprechen andererseits den Gefühlen der Patienten im Pflegeheimalltag. Diese Parallele wird dann auch von den Teilnehmerinnen gezogen:

Das Gespräch kommt darauf, daß sich Nachbarstaaten nicht so gut verstehen könnten. Dies wird aufs Heim bezogen. Frau C. erzählt, hier im Heim seien nur wenige Frankfurter. Viele kämen woanders her. Es gäbe viele Konflikte. Frau L. meint, es würde immer wieder Kriege geben. Daraufhin verallgemeinert Frau L. ihre Aussage, daß auch die Frankfurter nicht mehr so nett seien. Die alten Frankfurter schon noch, die Neuzugezogenen hätten nicht mehr die Herzlichkeit. Sie meint, es würde immer schlimmer.

Dabei taucht das Motiv des Ausgeliefertseins (»nur wenige Frankfurter«) und das Nicht-vertrauen-Können (»viele Konflikte«) wieder auf. Danach relativiert sie ihre Aussage: Es seien alles unterschiedliche Menschen, das sei aber auch gut so, sonst wäre es ja langweilig. Diese Relativierung wird dann aber gleich wieder zurückgenommen: Sie sagt, es gäbe das Lied, wenn ich ein Vöglein wär, würde ich wegfliegen an einen anderen Ort. Es sei aber die Frage, ob man diesen Ort finden würde.

Frau C. äußert damit ihre Verzweiflung über ihre jetzige Situation, die sich auch durch einen Ortswechsel nicht verändern lassen würde. Dabei nimmt das Lied eine ähnliche Funktion an wie der lebensgeschichtliche Bezug; Gefühle können damit geäußert werden. Eine Auseinandersetzung mit Frau C.'s Verzweiflung kann aber nicht geleistet werden.

Wir überlegen noch kurz, wo es Katholiken in der BRD gebe und singen dann zum Schluß »Wenn ich ein Vöglein wär«.

Damit wird noch einmal die Gruppenidentität gestützt, indem eine Bezugsgruppe eingebracht wird (wir, die »Evangelischen«, die anderen, die »Katholischen«).

Gemeinsamkeiten machen ein Ansprechen von Konflikten und Problemen im Heimbereich möglich. Durch die gegenseitige Versicherung, man sei evangelisch, durch das Gefühl, daß alle den Krieg miterlebt hätten, ist ein so hoher Grad der Vertrautheit erreicht, daß das Gefühl des Ausgeliefertseins und des prinzipiellen Mißtrauens gegen Menschen von Frau C. auch auf ihre Situation im Pflegeheim bezogen werden kann. Sehr schnell wird aber von der konkreten Ebene des Pflegeheims wieder abgerückt und über allgemeine Klischee-Vorstellungen geredet. Dabei wird ein idealisierter Gegenpol geschaffen: »die alten Frankfurter«. Eine Auseinandersetzung mit der Realität ist nur fragmentarisch möglich und muß schnell wieder abgewehrt werden. Die Realität scheint bedrohlicher als die Vergangenheit.

In einer späteren Sitzung, der 66., wird eine intensivere Auseinandersetzung möglich. In dieser Sitzung wird der für die Gruppe hohe Symbolgehalt lebensgeschichtlicher Bezüge deutlich. – Begonnen wird die Sitzung mit einem für die Vormittagsgruppe charakteristischen Thema, dem Wetter:

Frau A. meint, heute sei kein so schönes Wetter, im Raum sei es nicht so heiß wie sonst. Allerdings sei es schwül, vielleicht komme es zu einem Gewitter oder zu Regen.

Mit Hilfe von Wetter und Jahreszeit werden in der Gruppe Stimmungen ausgedrückt. Wärme und Kälte, Frühling oder Herbst, Sonnenschein oder Regen sind Beispiele dafür. Wetter und Jahreszeit haben als Gruppenthema ähnliche Funktionen wie die lebensgeschichtlichen Bezüge. Man findet ein gemeinsames Thema, sichert damit eine gemeinsame Identität und kann mit diesem Thema Stimmungen ausdrücken, die explizit oder implizit auf die Gruppe und auf die Situation als alter, pflegebedürftig dementiell Erkrankter bezogen sind. Die Gruppe weiß, daß in nächster Zeit die Gruppenleiter wechseln werden; eine neue Gruppenleiterin nimmt schon an der Gruppe teil. So kann man annehmen, daß mit der Thematik Gewitter oder Regen die mit dem Prozeß der Verabschiedung und der Auseinandersetzung mit der kommenden Situation verbundenen Gefühle angesprochen werden.

Gegenüber der neuen Therapeutin, die meint, es könne Regen kommen, wird noch einmal betont, daß es zu einem Gewitter kommen werde. Frau A. sagt weiter, das sei sehr unangenehm, davor habe sie Angst.

Frau A. äußert hiermit Gefühle, die von der Situation des drohenden Gewitters, d. h. auch der neuen Situation in der Gruppe hervorgerufen werden. Dieser Sinnbezug wird von der Patientin L. aufgenommen, aber mit dem Krieg verknüpft.

Frau L. sagt, sie habe keine Angst vor dem Gewitter, seitdem sie die Bombenangriffe erlebt habe. Frau A. meint, das Schlimmste daran sei die Unsicherheit bei diesen Situationen.

Frau A. versucht ihre Angst gegenüber Frau L. zu rechtfertigen, indem sie auf das Gemeinsame der Situationen »Krieg« und »Gewitter« hinweist, also auf die Unsicherheit. Damit vermeidet sie einen Konflikt und differenziert ihre Ängste. Ein Bezug zur Situation im Pflegeheim, nämlich die Behinderungen und das starke Bedürfnis, versorgt zu werden, ist dabei offenkundig:

Erst einmal schildern Frau A. und Frau L. ihre Erlebnisse bei Bombenangriffen. Der Koffer habe immer gepackt bereitstehen müssen, das Warten und die Unsicherheit sei das Schlimmste gewesen. Wenn es Entwarnung gegeben hätte, sei man erleichtert gewesen und hätte erst einmal geschaut, ob das Haus noch gestanden habe.

Damit wird noch einmal konkretisiert, worin die Ängste bestehen: Es sind Ängste vor dem Verlust von existentiellen Dingen, von Wohnung, dem Symbol von Eigenständigkeit und Versorgtsein, sowie Angst vor dem Tod. Jetzt wird Bezug auf die Realität genommen:

Die Unsicherheit habe man auch, wenn man an die Zukunft denke, da wisse man im voraus auch nicht, was passieren würde. Frau L. meinte, das sei auch gut so. Wir reden erst über das Warten auf das, was passieren würde, dann über die Unsicherheiten, die einen heute beschäftigen, Behinderungen, Krankheiten.

Am Anfang der Sequenz steht eine kleine Spitze von Frau L. gegenüber Frau A., indem sie das für Frau A. angstbesetzte Gefühl der Unsicherheit positiv wendet. Dann berichten die Patientinnen über eine existentielle Erfahrung, nämlich das Warten, ohne genau zu wissen, worauf man wartet. Die Situation als Pflegeheimbewohner ist vom Warten geprägt, man wartet auf die erste Pflege, das Frühstück, auf Besuche usw.; jeder Krankenhauspatient kennt wohl dieses Gefühl des Wartens, ein Warten auf ein Versorgtwerden. Danach kann dann realitätsorientiert über konkrete Ängste als Pflegeheimbewohner gesprochen werden, wobei diese sogar zukunftsbezogen thematisiert werden. Das Sterben wird zunächst abgewehrt, dann aber von Frau E. eingebracht:

Als ein Hahn von draußen zu krähen beginnt, ruft Frau E. laut »Kikeriki«, sagt danach »und bald bist du in der Brüh«. Danach ist es sehr ruhig.

Diese Dimension der Zukunft ist so bedrohlich, daß sie Schweigen auslöst. Es herrscht eine sehr depressive Stimmung. Frau E. faßte die Stimmung richtig auf, durchbrach das tabuisierte Thema, ein weiteres Eingehen auf das Sterben ist aber nicht möglich. Statt dessen wird der Schauplatz gewechselt und die Gruppensituation thematisiert: Die neue Therapeutin wird von Frau L. gefragt, wann denn die bisher tätige Therapeutin wiederkommen würde.

Bedrohungen durch Krieg, die Realität im Pflegeheim mit ihren Krankheiten und Abhängigkeiten, der nahende Tod werden auf die neue Therapeutin projiziert. Sie ist eine Bedrohung für die Gruppe, da sie Veränderungen und damit Unsicherheiten symbolisiert, während durch die »alte« Therapeutin Mütterlichkeit symbolisiert wird, welche die Gruppe wohl besonders in der Auseinandersetzung mit Bedrohungen gerne gehabt hätte. Durch die Antwort der Therapeutin entspannt sich die Atmosphäre wieder:

Die neue Therapeutin meint, die bisherige sei krank und wahrscheinlich am Freitag wieder da. Es wird thematisiert, daß sie seit langem nicht mehr dagewesen sei.

Es wird noch einmal deutlich gemacht, daß die neue die alte Therapeutin nicht ersetzen kann. Dabei wird auf die jüngere Vergangenheit zurückgegriffen und der Verlust noch einmal betont. Die Gruppe versteht aber auch, daß die alte Therapeutin noch einmal zurückkehren wird. Daß sich die Gruppe dauerhaft verändern wird, spricht der männliche Therapeut an:

Er unterrichtet die Gruppe darüber, daß er und seine Kollegin sich bald von der Gruppe zurückziehen und von der neuen Therapeutin und einer anderen Kollegin ersetzt werden. Frau L. und Frau A. meinen, es sei schön, daß die Gruppen weiter stattfinden würden.

Die Veränderung und auch der Verlust scheinen tragbar zu sein, da keine Unsicherheit darüber bestehen muß, ob die Gruppe weiterbestehen wird. Es wird nicht nur der Verlust gesehen, sondern auch eine Zukunft der Gruppe.

Danach folgt ein langanhaltendes Schweigen, das vom Therapeuten am Ende der Stunde unterbrochen wird. Er erzählt von einem Film, den er über Frankfurt vor dem Krieg gesehen hat. Frau L. ist sehr interessiert, sagt später wütend: »Das vergesse ich den Amerikanern nie, daß sie uns die Altstadt so kaputt gemacht haben.«

Frau L. weist noch einmal auf die Bedrohungen hin, insbesondere auf die eingetretenen Beschädigungen und Verluste. Diese Gefühle machen sie wieder wütend.

Damit sind diese Beschädigungen auf drei Ebenen formuliert worden, auf der vergangenen Ebene des Krieges und auf der gegenwärtigen und zukünftigen Ebene der Gruppe und des Lebens im Pflegeheim. Die Gruppe kann einen Vergangenheits-, Gegenwarts- und Zukunftsbezug herstellen und somit eine Integration von Ereignissen, wenn auch negativ geprägten, vornehmen. So kann die Realität des Pflegeheims wahrgenommen, die damit verbundenen Gefühle geäußert und ein Stück weit bearbeitet werden. Die Patienten nehmen Bezug aufeinander, wenden Konflikt- und Konfliktvermeidungsstrategien an. Sie können diese Realität auch aushalten, ohne daß dabei ein idealisierter Gegenpol gebraucht wird.

Dabei wird der lebensgeschichtliche Bezug »Krieg«, mit Ausnahme eines Gruppenmitglieds, von allen erinnert und als Bild für die Gefühle der Heimbewohner und der daraus entspringenden Konflikte verwandt. Das Bild des Krieges eignet sich hierfür besonders, da es in der Gruppe eine Solidarität der Opfer (als die sich die Patientinnen fühlen) schafft und mit Gefühlen wie Ausgeliefertsein, Warten, Unsicherheit, Verlusten verbunden ist, die den Gefühlen der hochbetagten dementiell Erkrankten in ihrer heutigen Situation entsprechen und nach und nach damit auch verbunden werden.

Es läßt sich ein klarer Entwicklungsprozeß hin zu einer Realitätswahrnehmung und -auseinandersetzung verfolgen. Während die heutige Realität in der ersten vorgestellten Sitzung noch nicht explizit berücksichtigt wird, erscheint sie in der 28. Sitzung fragmentarisch und in der 54. Sitzung ausführlich. In einigen Sitzungen am Ende unserer Therapie müssen diese Bilder nicht mehr benutzt werden, und eine Auseinandersetzung mit der Realität kann direkt erfolgen.

Gegenwart: Bewältigung der Wirklichkeit

Mit Beginn der Gruppentherapie wurden neue Anforderungen an die Realitätswahrnehmung und -bewältigung der Teilnehmerinnen gesetzt, da die gewohnten Strukturen des Stationslebens verlassen und ein neues Terrain betreten wurde. Dieses stellte allerdings einen geschützten Rahmen bereit, der eine Auseinandersetzung mit der Wirklichkeit als hochbetagter dementer Patient in einem Pflegeheim möglich machte, eine Auseinandersetzung, die erst in der Distanz zum Leben innerhalb der »totalen Institution« stattfinden kann und diese damit aufbricht.

Zur häufig verleugneten Realität dementiell Erkrankter im Pflegeheim gehören die eigenen Defizite, die vielfältige Abhängigkeit von Versorgungsleistungen und die Einschränkung der Autonomie im Alltag des Pflegeheims. Diese Themen werden von der Vormittagsgruppe in unterschiedlichster Form angesprochen, wobei sich in der Entwicklung der Gespräche Fortschritte in der Auseinandersetzung mit der gegenwärtigen Wirklichkeit zeigen. Dieser Prozeß soll anhand der Gespräche zum Thema »Sturz« aufgezeigt werden.

Das Erlebnis, selbst gestürzt zu sein, oder die Erzählungen von Stürzen anderer gehören zu den Bedrohungen im Leben Pflegebedürftiger. Zugleich ist die Bedrohung durch den Sturz Ausdruck und Sinnbild für die Gefahren der eigenen Gebrechlichkeit. Das Thema »Sturz« taucht bereits in der 4. Sitzung der Vormittagsgruppe auf: Frau A. beginnt das Gespräch, indem sie auf den Nebel vor dem Fenster hinweist. Sie rezitiert ein Herbstgedicht: »Herbst heißt Abschiednehmen, die lange schwarze Winternacht kommt nun.« Frau L. schließt sich an mit der Assoziation zu dem, was »draußen« geschieht. Alle Teilnehmerinnen beteuern, daß sie gerne nach draußen gehen würden, aber die Gefahren dort werden in Erzählungen über Stürze deutlich. Frau C. erzählt, wie sie in der Stadt gestürzt ist und danach ins Krankenhaus kam. Ebenso erzählt Frau L. von einem Sturz. Über die Stürze und das Wetter kommt der Winter ins Gespräch, der sei ja noch gefährlicher, da könne man nicht rausgehen, was mache man denn an den langen Winterabenden. Daraufhin wird von Hobbys aus der Vergangenheit erzählt, kontrastierend dazu von der Kriegszeit und ihren Schrecken.

Ein Verlassen des Hauses, eine Aneignung der äußeren Realität, erscheint zwar reizvoll, aber auch bedrohlich. Die Realität außerhalb des Heimes zeigt sich »abgeschnitten«, als im wahrsten Sinne nicht mehr begehbar. Dies ändert sich im Verlauf der Sitzungen. In der 38. Sitzung steht nicht mehr nur der Sturz im Vordergrund, sondern auch der Stock als Mittel, den Sturz zu vermeiden. Den Stock könne man immer mitnehmen, das sei ein treuer Geselle. Auf den Stock könne man sich stützen.

Nun können ansatzweise Hilfsmittel in Erwägung gezogen werden. Mit einer Stütze scheint ein Ausflug in die Umwelt wieder möglich. Auch symbolisiert der Stock eine Stütze, die man braucht, um die defizitäre Lebenssituation bewältigen zu können. In einer der letzten Sitzungen kann nun eine relativ differenzierte Auseinandersetzung mit drohenden Gefahren vorgenommen werden.

Wir erklären den Teilnehmerinnen, daß Frau B. heute fehle, daß sie gestürzt sei und im Bett liegen müsse. Es wird bedauert, daß sie schon wieder hingefallen sei. Frau A. und Frau L. erkundigen sich nach Einzelheiten des Sturzes. Frau A. nennt den Vornamen der Patientin und ruft noch einmal erschrocken aus, sie sei gestürzt. Frau L. erzählt dann von einem Sturz, von dem sie schon mehrmals in der Gruppe berichtet hat. Heute würde sie mit dem Gehwagen gehen, damit käme sie gut zurecht. Sie freue sich sehr auf einen Ausflug, da würde sie mit dem Rollstuhl gefahren, das mache ihr aber nichts mehr aus, Helfer würden sie dann schieben. An eine fremde Umgebung könne sie sich schnell anpassen, sie könne dort gut schlafen, während sie hier immer von ihrer Zimmernachbarin gestört werde.

Frau L. kann mit dieser Situation aktiv umgehen, indem sie ihren Sturz erinnert und dann die Hilfsmittel aufzählt, die es ihr trotzdem erlauben, sich mit der Realität außerhalb des Pflegeheimes auseinanderzusetzen. Sie kann für sich ihre Hilfsbedürftigkeit akzeptieren und Hilfen in Anspruch nehmen. Dabei benötigt sie aber eine »schiebende«, stützende, beschützende, aber auch aktivierende Hilfe, da sie wohl sonst nicht »in Schwung« kommen könnte. Diese Assoziation des Schiebens könnte auch ein Ausdruck unserer Arbeit als Therapeuten sein. Das Gefühl des Schiebens, mal mehr, mal weniger mühsam, begleitete uns auch während der Therapiesitzungen.

Die Realität innerhalb des Heimes wurde von den Teilnehmerinnen oft angesprochen; Themen waren vor allem Krankheit, Abhängigkeit und Einsamkeit. Positiv wurde die Heimsituation nur selten beschrieben, wobei Versorgungsleistungen (z. B. gutes Essen) und außeralltägliche Ereignisse (Geburtstagsfeier) hervorgehoben wurden.

Das Thema Abhängigkeit und körperliche Gebrechen wurde in der Vormittagsgruppe immer wieder bearbeitet. Die Abhängigkeit zeigte sich dabei in vielerlei Formen: Abhängigkeit von der Zimmernachbarin, die um 4 Uhr morgens schon aufsteht, Abhängigkeit von pflegerischen Leistungen, Abhängigkeit von Hilfsmitteln, finanzielle Abhängigkeit vom Sozialamt...

Typisch für die Anfangssitzungen war es, daß immer nur schmale Ausschnitte aus der Realität des Pflegeheimes angesprochen wurden. Diese konnten auch nur von einzelnen Patientinnen thematisiert werden; eine Verständigung der Gruppe war darüber zunächst nicht möglich. Fanden Dialoge statt, mußten sie von den Gruppenleitern »gedolmetscht« werden. Die Fragmentierung ist mit der Bedrohlichkeit des Themas zu erklären, angesichts einer Wirklichkeit, die mit vielfältigen Defiziten verbunden ist. Daher erstaunt es nicht, daß die erste Annäherung an die Realität Pflegeheim ein positives Bild des Lebens in der Institution vermittelt. Frau C. berichtet in der 3. Sitzung z. B. ausführlich von einer Geburtstagsfeier auf der Station. Erst in der 16. Sitzung kann das Alleinsein als Problem angesprochen werden, ein versuchter Dialog scheitert aber.

Zu einer ausführlichen Auseinandersetzung Frau L.'s mit ihren Defiziten und Abhängigkeiten kommt es erst in der 29. Sitzung. Sie berichtet über das Verhalten einer Patientin, von der sie sich gestört fühle: Die Mitbewohnerin ihres Zimmers wache sehr früh auf, mache das Licht an und schaue dann aus dem Fenster... Frau L. meint, sie fühle sich sehr gestört, sie habe aber Angst vor einem Streit mit ihrer Mitbewohnerin, daher sage sie lieber nichts. Später erzählt dann Frau L., daß sie sich früher nicht hätte träumen lassen, wie ein Baby mit Windeln herumlaufen zu müssen.

Eine Auseinandersetzung mit der Mitbewohnerin ist für Frau L. nicht denkbar. Was bleibt, ist, sich mit der Situation abzufinden. Diese Ohnmacht einmal auszusprechen ermöglicht es dann, auch die eigene Situation klar zu benennen, die sie auf der Station verleugnet. Der Vergleich der eigenen Situation mit der eines Babys, den sowohl Frau L. als auch Frau A. in einer anderen Sequenz benutzen, bringt den erfahrenen Verlust an Autonomie zum Ausdruck und weist zugleich symbolisch auf den Wunsch nach einer versorgenden Mutter hin.

Nach und nach erst wird es für die Teilnehmerinnen möglich, sich mit der Situation als Patientinnen in einem Pflegeheim auseinanderzusetzen. Am deutlichsten geschieht dies in einer der letzten Sitzungen, als Frau A. völlig aufgelöst in der Gruppe erscheint und den Verlust ihres Kammes beklagt. Die ganze Sitzung wird darauf verwandt, vom Ausgangspunkt dieses konkreten Problems die Gefühle von Hilflosigkeit und Abhängigkeit anzusprechen und konkrete Hilfsmöglichkeiten zu erarbeiten. Erst durch die Solidarität der Patienten untereinander wird es möglich, nicht nur kritische Lebenssituationen zu benennen, sondern auch Schritte zur besseren Realitätsbewältigung im Sinne einer größeren Autonomie ins Auge zu fassen. Nicht nur die Beziehung zwischen Therapeut und Patient, sondern auch die der Patienten untereinander machen diesen Fortschritt für Frau A. möglich. Ist diese Beziehung am Anfang der Therapie durch wechselseitige Nicht-Beachtung oder Konkurrenz gekennzeichnet, so entsteht im weiteren Verlauf eine Solidarität, die den einzelnen bei seinen Versuchen einer möglichst autonomen Lebensführung unterstützt.

Zukunft: Auseinandersetzung mit dem Tod

Die Auseinandersetzung mit dem Tod ist in beiden Therapiegruppen ein zentrales Thema. Für uns als Therapeuten ist es überraschend und vielfach auch bedrückend, mit welcher Intensität dieses Thema immer wieder in den Vordergrund rückt. Es ist häufig angeregt durch aktuelle Situationen in der Therapiegruppe, gelegentlich verknüpft mit der Lebenssituation im Heim und oft verbunden mit lebensgeschichtlichen Erinnerungen an Defizite, Krankheiten und Verluste.

Die Entwicklungen im einzelnen sollen im folgenden anhand der Nachmittagsgruppe aufgezeigt werden. Bei insgesamt 26 von 122 Sitzungen des Auswertungszeitraums spielten Themen wie Tod, Sterben, Krankheiten, Verluste und Defizite eine wesentliche

Rolle. Von diesen 26 Sitzungen sollen hier drei exemplarisch geschildert werden, die den Entwicklungsprozeß der Gruppe im Umgang mit dem Tod deutlich machen. Es handelt sich um die 17., die 54. und die 114. Sitzung, mithin jeweils eine Sitzung aus der Anfangs-, Mittel- und Endphase der Therapie.

Nach der 14. Sitzung der Nachmittagsgruppe kann eines der Gruppenmitglieder (Frau K.) nicht mehr teilnehmen, da sie infolge eines Sturzes zunächst bettlägerig ist. Dies wird der Gruppe von uns mitgeteilt, erregt aber kein besonderes Interesse. Die 17. Sitzung ist geprägt durch die Geburtstagsfeier einer Teilnehmerin. Es ist eine typische Geburtstagsfeier mit Kuchen und Schlagsahne, Geburtstagsliedern, Gesprächen über Kuchenrezepte und Erinnerungen an frühere Kindergeburtstage. Im Anschluß an diese Feier ergibt sich die Gelegenheit, mit drei der Teilnehmerinnen einen kurzen Besuch bei der erkrankten Frau K. zu machen. Die drei Besucherinnen verhalten sich formell, es herrscht die etwas gezwungene Atmosphäre eines Krankenhausbesuchs, alle halten Abstand vom Bett. Anschließend setzt sich einer der Therapeuten – wie zur Nachbetreuung üblich – mit zwei Teilnehmerinnen in deren gemeinsames Zimmer. Angeregt durch das Kontrasterlebnis der Geburtstagsfeier und des Krankenbesuchs, entsteht zwischen beiden ein Gespräch über den Tod. Während Frau F. die Frage stellt, warum sie noch hier sei, antwortet ihr Frau J., daß sie das nicht fragen dürfe, das entscheide »der da oben«. Ihr selbst sei es letzte Woche so schlecht gegangen, »da wäre es beinahe so weit gewesen«, der Arzt habe schon geglaubt, sie sterbe.

Die geschilderte kurze Sequenz erlaubt bereits einige Aussagen über den Umgang mit dem Thema »Tod« zu diesem Zeitpunkt der Gruppenentwicklung. Zunächst führen die Abwesenheit von Frau K. und die Erwähnung ihres Sturzes nicht zu nennenswerten Reaktionen von Gruppenmitgliedern. Wir sind als Therapeuten zunächst versucht, dies einer noch unterentwickelten Gruppenbildung und einem geringen Interesse füreinander zuzuschreiben. Die nachfolgenden Reaktionen legen aber eine andere Auffassung nahe. Die 17. Sitzung erscheint zunächst als »klassische« Geburtstagsfeier. Der anschließende Besuch am Krankenbett wird von den Leitern initiiert, den Gruppenmitgliedern also in gewissem Sinn aufoktroyiert. Diese Konfrontation mit der kranken Frau K. führt dann zu dem beschriebenen Gespräch zwischen Frau F. und Frau J. Die vorherige Nichtbeachtung der Abwesenheit von Frau K. in der Gruppe erscheint vor diesem Hintergrund eher als Verleugnung. Die Reaktion auf die Konfrontation mit der erkrankten Teilnehmerin zeigt den verleugneten Inhalt: Die um den nahenden eigenen Tod kreisenden Gedanken, Phantasien und Wünsche. Bemerkenswert ist hier, daß Frau F. und Frau J. in dieser Situation in der Lage sind, einen ernsthaften und sinnvollen Dialog über dieses schwerwiegende Thema zu führen. Zugleich tritt aber auch hier sofort die Tabuierung des Gedankens an den eigenen Tod auf den Plan, indem Frau J. mahnend darauf hinweist, daß man »so etwas« nicht sagen dürfe.

Rückblickend erscheint vor diesem Hintergrund auch die Geburtstagsfeier in einer anderen Perspektive. Geburtstage sind zumindest im höheren Alter nicht nur Freudentage, sie bedeuten stets auch, dem Tod näherzurücken. Dies trat in der geschilderten Sitzung nicht zutage, könnte aber als verleugneter und somit unbewußter Inhalt den Boden für die geschilderten anschließenden Szenen bereitet haben. Zusammenfassend läßt sich folgern, daß in diesem Stadium der Gruppenentwicklung das Thema des nahenden Todes in der Gruppe noch verleugnet wird.

Frau K. stirbt mehrere Wochen nach der oben geschilderten Sequenz, ohne nochmals an der Gruppe teilgenommen zu haben. Die Mitteilung ihres Todes löst bei den Teilnehmerinnen wiederum kaum Reaktionen aus. Kurze Zeit darauf wird ein neues Gruppenmitglied aufgenommen.

Die 54. Sitzung findet zu Beginn der Adventszeit statt. Die Erfahrungen der vorausgegangenen Stunden haben bereits gezeigt, daß Weihnachten und Advent emotional stark besetzte Themen sind, die von den Teilnehmerinnen immer wieder angesprochen werden. Da es einigen Gruppenmitgliedern offensichtlich schwerfällt, sich nach der Therapiestunde von der Gruppe zu lösen (was z. B. durch Sitzenbleiben zum Ausdruck kommt), haben wir als sinnlich faßbares Angebot, aus der Gruppe »etwas mitzunehmen«, auf jeden Platz einen Fichtenzweig mit einem kleinen Schokoladenstiefel gelegt. Frau J. ergreift im Gruppenraum gleich ihren Fichtenzweig und beginnt spontan zu singen. Das Lied ist den Leitern unbekannt, aber vom Text läßt sich verstehen, daß es vom Tod handelt. Kurz darauf wendet sich die neue Teilnehmerin, Frau M., flirtend einem der Gruppenleiter zu und behandelt ihn wie einen Liebhaber, was eifersüchtig-aggressive Bemerkungen anderer auslöst. Die zuvor »flirtende« Frau spricht nun vom Tod ihres Vaters, und daß sie ihrem Mann später stets treu gewesen sei. Die Erzählung vom Tod des Vaters wird von anderen einfühlend kommentiert. Zugleich bemerkt eine der Frauen: »Wir sind doch noch jung.« Eine weitere Teilnehmerin fragt an diesem Punkt aggressiv nach, wieso das neue Gruppenmitglied da sei, auf diesem Platz habe doch einmal eine andere Frau gesessen (Frau K.). Die Leiter berichten daraufhin erneut vom Tod der Frau K. Diesmal reagieren die Teilnehmerinnen mit deutlich geäußertem Erschrecken. Gegen Ende der Stunde, fast schon im Aufbruch, stimmt eine weitere Teilnehmerin, Frau F., spontan ein Kirchenlied an. Auch dieses Lied ist den Leitern unbekannt, es heißt darin in Frageform sinngemäß: »Was wird sein, wie ist das Paradies, wann kommt der Tod?« Der Gesang klingt andächtig und inbrünstig, ein Eindruck, den die Sängerin anschließend gleich durch einige »flotte« Bemerkungen wegwischt.

Die Todesthematik wird in dieser wie in vielen anderen Sitzungen dieses Zeitraums ausgelöst durch assoziative Verknüpfungen zu Advent und Weihnachten. In dieser Situation sucht gerade die am stärksten desorientierte Teilnehmerin, Frau M., eine Stütze beim Gruppenleiter. Hierbei findet eine Verknüpfung der Assoziationen Vater-Ehemann-Gruppenleiter statt. Dies läßt sich als Übertragungsphänomen verstehen, wenngleich der wesentliche Unterschied zur Übertragung im klassisch-psychoanalytischen Sinn darin besteht, daß der Gruppenleiter nicht nur wie der Liebhaber behandelt, sondern tatsächlich für den Liebhaber gehalten wird (was dieser natürlich vorsichtig korrigierend zurückweist). Die Abwehr mit dem Tod verknüpfter Ängste zeigt sich in der Erzählung über den Tod des Vaters in Verbindung mit der anschließenden Schilderung der Beziehung zum beschützenden Ehemann. Die Erneuerung der beschützenden Beziehung wird nun in der Liebhaber-Illusion in bezug auf den Gruppenleiter versucht.

Daß die Befürchtungen und Wünsche dieser Teilnehmerin von anderen Gruppenmitgliedern geteilt werden, zeigt sich nicht nur in deren Eifersuchts-Reaktion, sondern auch in dem apodiktischen Ausspruch »Wir sind doch noch jung«. Die Verleugnung der Bedrohung durch den nahenden Tod wird hier in krasser Form deutlich.

In der anschließenden Szene verdichten sich zumindest zwei Motive auf ambivalente Weise. Die eifersüchtige Frage, warum jetzt ein neues Gruppenmitglied da sei, bringt den Wunsch nach dessen Beseitigung zum Ausdruck, was psychisch dem Todeswunsch gleichkommt. Zugleich wird damit aber erstmals in der Gruppe nach dem Verbleib der Frau K. gefragt und ihr Tod tatsächlich zur Kenntnis genommen. Es scheint, daß die Anwesenheit der neuen Teilnehmerin es überhaupt erst ermöglicht, den Tod ihrer Vorgängerin wahrzunehmen. In diesem Sinne steht das neue Gruppenmitglied auch für die Kontinuität des Lebens trotz der Bedrohlichkeit des Todes.

Kontinuität im religiösen Sinn beinhaltet dagegen der abschließende Gesang von Frau F. »Das Paradies« ist die religiöse Antwort auf die Angst vor dem Tod. Ungewöhnlich wirkt in diesem Zusammenhang die Wahl der Frageform: Hier spricht nicht die Gewißheit des Glaubens, sondern eher der Zweifel. Dies entspricht auch sonstigen Beobachtungen: Religiöse Riten, Lieder und Gebete sind zwar den meisten Gruppenmitgliedern vertraut, sie erscheinen aber eher als Teil tradierter Kultur, weniger als Ausdruck persönlicher Glaubensgewißheit. Dies scheint zunächst überraschend bei einer Generation, die überwiegend mit großer Selbstverständlichkeit religiös erzogen wurde. Eine mögliche Erklärung ist, daß eine entsprechende geistige Leistungsfähigkeit – Voraussetzung auch zur Glaubensleistung im theologischen Sinn – bei unseren Patienten nicht mehr gegeben ist.

Zusammenfassend läßt sich feststellen, daß die Gruppe in dieser Phase der Entwicklung durchaus in der Lage ist, den Tod als Tatsache anzusprechen. Überwiegend geschieht dies allerdings in verfremdeter Form, also z. B. in Liedform oder als Erzählung über vergangene Erfahrungen mit dem Tod anderer, wobei zugleich diverse Abwehroperationen stattfinden (z. B. in der Liebhaber-Illusion). Der Tod des früheren Gruppenmitglieds tritt nur kurz und unter Bezugnahme auf die Nachfolgerin in den Vordergrund.

Die 114. Sitzung wird geprägt durch den vorausgegangenen Tod von Frau F. Sie hatte an der 110. Sitzung zum letzten Mal teilgenommen. Die Gruppenleiter sprechen ihren Tod gleich zu Beginn an. Die Gruppe reagiert zunächst mit Betroffenheit. Frau G. und

Frau I. fragen nach, Frau G. erkundigt sich nach den Todesumständen. Sie äußert: »Sterben müssen wir alle, aber hoffentlich nicht so bald.« Frau H. verbirgt das Gesicht hinter den Händen und murmelt einige »verwirrt« klingende Sätze vor sich hin, bejaht aber die Frage, ob sie durch den Tod von Frau F. betroffen sei. Frau J. stimmt spontan das Lied »Auf Wiedersehen« an, bezieht dies dann explizit auf den Tod von Frau F., äußert zutreffend, man habe gesehen, daß sie bald sterben werde. Sie fragt »Wer wird der nächste sein?« und kurze Zeit darauf in bezug auf mögliche neue Gruppenmitglieder: »Wer sorgt für Nachschub?« Zwischen diesen Äußerungen der verschiedenen Gruppenmitglieder liegen jeweils einige Pausen des Schweigens. Am Ende der Stunde werden wie üblich einige Lieder gesungen, wobei diesmal die Teilnehmerinnen u. a. zwei Faschingslieder vorschlagen. Als Liedtext wird ein alter Schlager genannt: »Wenn das der Absatz wüßt', daß's Stiefelche, Stiefelche sterbe' müßt'«.

In dieser Sitzung kann die Tatsache des Todes eines Gruppenmitglieds in ganz konkreter und realistischer Weise ausgesprochen werden. Die Betroffenheit der Teilnehmerinnen drückt sich im Schweigen und der vorherrschenden bedrückten Stimmung aus.

Fast brutal mutet die Frage nach dem »Nachschub« an. Sie stellt die reale Erfahrung der Gruppenmitglieder in Rechnung, daß die Plätze Verstorbener sowohl in der Gruppentherapie als auch auf der Pflegestation stets durch neue Patienten besetzt werden. Dieser Vorgang ermöglicht allen Beteiligten die Vermeidung von Trauer, da der Verlust nicht sichtbar wird. Die Abwehr der Trauer kommt so auch in der Frage nach dem »Nachschub« zum Ausdruck.

Eine andere Abwehroperation ist am Ende der Stunde zu beobachten, als Faschingslieder vorgeschlagen werden, was ohne Zweifel eine Gegenreaktion auf die vorherrschende bedrückte Stimmung darstellt. Dennoch kommt in dem zitierten Liedtext die Todesthematik erneut zum Ausdruck.

In der geschilderten Sitzung kann der Tod eines Gruppenmitglieds als Tatsache anerkannt werden. Die damit verbundenen Affekte bleiben jedoch noch unterschwellig, ausgedrückt nur im Schweigen und in der vorherrschenden Stimmung. Das Zulassen gemeinsamer Trauer, des Schreckens und der Angst angesichts des Todes ist allerdings in unserer Gesellschaft ganz allgemein kaum möglich – es wäre wohl ein zu hoch gestecktes Ziel, wollte man eine solche Leistung ausgerechnet von einer Gruppe dementiell erkrankter Pflegeheimbewohner erwarten. Auf der Grundlage einer zunehmenden Gruppenidentität gelingt es jedoch immer besser, ein stark tabuisiertes und angstbesetztes, zugleich für die Teilnehmerinnen aber zentrales Thema im wahrsten Sinne des Wortes »zur Sprache zu bringen«. Die Realität kann damit zugelassen werden, anstatt der »Verwirrtheit« zum Opfer zu fallen. Es findet eine Auseinandersetzung mit der Wirklichkeit statt.

Reflexionen zur Gruppenarbeit

Während Patienten mit hirnorganischen Syndromen im allgemeinen als für psychotherapeutische Gruppen ungeeignet angesehen werden, beobachteten wir in unseren Gruppen Prozesse, die denen anderer Gruppen in weiten Teilen entsprechen. Lediglich die zeitliche Abfolge war nach unserem Eindruck im Vergleich mit anderen Gruppen verlangsamt.

Es gab die Phase des Kennenlernens mit den typischen Zeichen der Unsicherheit und Distanz, die Phase der Vertrautheit mit einer relativ konfliktfreien Arbeitsfähigkeit sowie die Phase des Abschieds. Auch die Reaktion auf eine Außenseiterin entsprach den bekannten gruppendynamischen Grundmustern: In der Phase der Vertrautheit kann »die Neue« schnell zur schließlich ausgestoßenen Außenseiterin werden.

Die Ähnlichkeit mit üblichen Gruppenverläufen macht es möglich, unter Rückgriff auf psychoanalytische Erklärungsmodelle die spezifischen Momente der beobachteten Gruppendynamik herauszuarbeiten. Das psychodynamische Niveau der beiden therapeutischen Gruppen läßt sich mit Sandner (1978) als ödipal bzw. präödipal beschreiben. Die Vormittagsgruppe weist eher ödipale Strukturen auf: Die Teilnehmerinnen treten häufig in Konkurrenz zueinander bzw. gehen bewertend miteinander um. Im vorherrschenden Übertragungsmodus werden der Therapeut und die Therapeutin als Elternpaar angenommen. Der männliche Therapeut wird von den ausschließlich weiblichen Teilnehmerinnen in vielfacher Weise mit Komplimenten und Zeichen der Zuneigung bedacht. Eine

Liebesbeziehung wird aber von ihnen nicht agiert. Es ist vermutlich die Wahrnehmung der Therapeuten als Paar, welche die Begrenzung der ödipalen Strebungen bewirkt. Bei der Einführung einer neuen Therapeutin, die später die Gruppe übernehmen soll, wird diese mit massiver Ablehnung und Abwertung durch die Gruppe konfrontiert. Sie muß der ödipalen Phantasie als Freundin des Gruppenleiters und somit potentielle Stiefmutter wie auch als Rivalin erscheinen. Auch die der ursprünglichen Therapeutin (= Mutter) geltenden und bislang abgewehrten rivalisierend-aggressiven Impulse können nun gegen die neu eingeführte Leiterin gewendet werden. Es kommt allerdings in der Gruppe nicht zur »Revolte gegen die Leiter«, wie sie etwa von Slater (1970) beschrieben wird und die zur Überwindung der ödipalen Konstellation führen könnte. Es scheint naheliegend, hierfür die in vielfacher Weise verminderte psychische Leistungsfähigkeit und damit auch verringerte Durchsetzungsfähigkeit der Teilnehmerinnen verantwortlich zu machen. Unsere Erfahrung hat uns aber gezeigt, daß der Rekurs auf den organischen Defekt häufig vorschnell ist und dazu führt, psychodynamisch bedeutsame Konstellationen zu mißachten (womit nicht dem entgegengesetzten Fehler – der Mißachtung des organischen Syndroms – das Wort geredet werden soll). Was der »Revolte gegen die Leiter« tatsächlich entgegengewirkt haben dürfte, ist etwas anderes: Die Antizipation ihres Abschieds ruft die Todesthematik auf den Plan, die Leiter erscheinen als gleichgestellte, bedrohte Opfer und werden daher von den Teilnehmerinnen verschont. Die Bedrohung durch den Tod hat einen zentralen Einfluß auf die unbewußte Dynamik des Gruppengeschehens.

Die Nachmittagsgruppe ist vergleichsweise stärker durch präödipale Strukturen gekennzeichnet. Lange Phasen des Schweigens werden von den Gruppenleitern als symbiotisch-regressive Momente erlebt, in denen die ganze Gruppe bedürfnislos zu verharren scheint, ohne den Versuch der Ausdifferenzierung der eigenen Identität, was demgegenüber in der Vormittagsgruppe in Form der beschriebenen ausgeprägten und starren Rollenfestlegungen geschieht. Daß die Nachmittagsgruppe weitgehend auf dem relativ niedrigen präödipalen Niveau bleibt, liegt sicherlich zum einen an ihrer spezifischen Zusammensetzung. Es gab hier – anders als in der Vormittagsgruppe – keine Teilnehmerinnen, deren kognitive Leistungsfähigkeit den Gruppendurchschnitt deutlich überragte und die durch ihre Beiträge gewissermaßen als »Motor« für die anderen dienten. Diese unterschiedlichen Ausgangsbedingungen können die beobachteten Differenzen beider Gruppen aber wohl nur teilweise erklären. Eine weitere Ursache dürfte psychodynamischer Natur sein: Die spezifische Funktionsweise der Nachmittagsgruppe ist vermutlich ebenfalls auf die besondere Konstellation der Geschlechter zurückzuführen. Den beiden Leitern standen sechs Teilnehmerinnen gegenüber, und sie konnten in dieser Situation leicht als jugendliche Liebhaber aufgefaßt werden (was eine Teilnehmerin mit Blick auf den zwischen zwei Frauen sitzenden Therapeuten mit den Worten ausdrückte: »Ein Dorn zwischen zwei Rosen«). Auch hier verbot sich aber – ähnlich wie in der Vormittagsgruppe – der Durchbruch ödipaler Impulse. Es ist offensichtlich, daß es unter den Augen der eifersüchtigen Rivalinnen keiner der Frauen gelingen kann, einen Mann ganz für sich zu gewinnen. So wurde der Verzicht durch die Situation erzwungen, ohne daß sich allerdings – wie in der Vormittagsgruppe – ein Therapeutenpaar als Elternfigur den ödipalen Strebungen als »Auffangbecken« anbot. Es verblieb als Möglichkeit einzig die weitere Regression in ein symbiotisches Gruppenerlebnis. Eine Ausnahme bildete nur Frau M., deren Realitätsbezug bereits so stark gestört war, daß sie die Gruppe ignorierte und ihren sexuellen Wünschen in der auf einen der Gruppenleiter gerichteten Liebhaber-Illusion freien Lauf ließ. In der Gruppensituation konnten in diesem Fall keine ausreichenden Hilfestellungen angeboten werden, um eine realitätsgerechte Wahrnehmung zu ermöglichen.

Eine Auflockerung regressiv-symbiotischer Tendenzen konnte bei einigen Gelegenheiten beobachtet werden, bei denen einer der beiden Gruppenleiter von Kollegen vertreten wurde. In diesen Situationen kam es häufig zu vermehrten Anstrengungen der Teilnehmerinnen, sich »von ihrer besten Seite« zu zeigen. Sie nahmen von sich aus Kontakt auf, wobei sie den jeweiligen Kollegen gewissermaßen als Gast behandelten und zum Teil Formen des konventionellen Gesprächs verwendeten (»Das Wetter« oder »Wo kommen Sie her?«). Wir betrachten das als Hinweis darauf, daß ein festgefügtes therapeutisches Setting in Kombination mit starren Rollenzuschreibungen und fixierten Übertragungen der Auflockerung bedarf. Das Hinzutreten eines Dritten kann eine solche Auflockerung darstellen, die – wenn sie in ihrer Form die Teilnehmer nicht überfordert – neue Entwicklungen in Gang setzen kann.

Das unterschiedliche Funktionsniveau beider Gruppen betraf nicht nur die Art und Weise des Interaktionsgeschehens. Analog hierzu zeigten sich auch Unterschiede in den jeweils vorherrschenden Abwehrstrukturen, dem symbolischen Niveau, den Gedächtnisleistungen und der Orientierung in bezug auf Vergangenheit, Gegenwart und Zukunft. Alle genannten Elemente stehen dabei in einem engen funktionellen Zusammenhang, und wir sind nicht in der Lage, eines der genannten als primär, andere als sekundär zu bewerten (etwa in dem Sinne, daß die Gedächtnisleistung determinierend wäre für das interaktive Geschehen). Dagegen können wir durch die Analyse der Variationen innerhalb der Gruppenverläufe und durch den Vergleich beider Gruppen Hinweise darauf finden, welche Bedingungen sich als förderlich und welche sich als hinderlich für ein optimales Funktionieren der Gruppen erwiesen haben.

Die Abwehrstrukturen dementer Patienten sind – wie bei Schwergestörten zu erwarten ist – u. a. durch Verleugnung, Projektion und Introjektion gekennzeichnet. Bei den am schwersten gestörten Patienten sind die Ich-Grenzen zumindest zeitweise sehr unscharf, zum Teil wird das Bedürfnis nach symbiotischer Verschmelzung sichtbar (z. B. in den Namensspielen einer Teilnehmerin, die ihren eigenen Namen und den eines Gruppenleiters mit Hilfe der aufgestellten Namensschilder in immer neuer Weise kombinierte). Diese psychotische Destrukturierung ist u. a. situativ beeinflußt. Sie kann auch als spezifische Abwehrform verstanden werden.

Entscheidend ist in unserem Zusammenhang, daß Art und Ausmaß von Abwehrprozessen wesentlich mitbestimmt waren von Art und Ausmaß der in einer bestimmten Situation vom Patienten erfahrenen Bedrohung bzw. Ohnmacht. Die Abwehrformen im Umgang mit dem Tod sind vor allem verschiedene Varianten der Verleugnung (»Wir sind doch noch jung«). Zeitweise war aber auch diese (Abwehr-)Leistung nicht mehr möglich. Vor allem wenn Teilnehmer oder einer der Leiter fehlten, gerieten die Gruppen oft in regressives Schweigen. In unserer Gegenübertragung erschien dies als eine Art Sog, in dem die Gruppenmitglieder sich aneinander und an uns anzuklammern schienen. Gelegentlich gelang es, die Gruppe durch vorsichtige Verbalisierungen der bedrohlichen Situation aus dieser herauszuführen.

Zum Teil war es gerade in kritischen Situationen notwendig, sich auf ein präverbales Niveau einzustellen. So konnten beispielsweise Lieder eine bestimmte Stimmung zum Ausdruck bringen. Die Melodie, der Rhythmus und der vertraute Text erwiesen sich oft als geeignet, eine Verständigung über gemeinsam geteilte Bedeutungen herzustellen. Das symbolische Niveau liegt dabei unterhalb der diskursiven Sprache. Anhand des Liedes wurde aber oft ein rudimentärer Dialog aufgenommen, indem andere Teilnehmer auf einen spontan angestimmten Gesang mit ihren Einfällen antworteten. In Abhängigkeit von der Situation und den beteiligten Personen erscheint es uns gewinnbringend, therapeutisch auf dieser relativ niedrigen symbolischen Ebene anzuknüpfen, wenn die diskursive Verständigung nicht möglich ist. Ähnliches gilt auch für den Umgang mit Gedichten und Rezitationen. Falls die Situation nicht zu bedrohlich ist, kann das Geschehen anschließend oft auch wieder auf die diskursive Ebene sprachlicher Interaktion »angehoben« werden.

Mit dem Zurücktreten der diskursiven Fähigkeiten kam es – wie bei Schwergestörten häufiger zu beobachten – teilweise zu einer Zunahme der Sensibilität für Stimmungen. Geradezu magisch mutete es uns etwa an, als einer der Leiter unvermittelt von einer Patientin gefragt wurde, wie lange die Gruppentherapie noch durchgeführt werde – obwohl sie keineswegs wissen konnte, daß sein Weggang seit dem Vortag definitiv feststand. Neben dem unwahrscheinlichen Zufall erscheint uns als einzig mögliche Erklärung, daß sie die in seiner Stimmung ausgedrückte größere Distanziertheit aufgenommen hat.

Die lebensgeschichtlichen Erinnerungen der Teilnehmerinnen waren über lange Zeiträume hinweg zentraler Inhalt der Gruppengespräche. Es ging allerdings nicht darum, sozusagen »fix und fertig« bereitliegende Gedächtnisinhalte wie Anekdoten zur Unterhaltung beizusteuern. Den Erinnerungen kamen vielmehr vielfältige – unbewußte – Funktionen zu. Zum einen waren sie eine Ausdrucksmöglichkeit zur Beschreibung der gegenwärtigen Lebenssituation. So standen etwa die Kriegserinnerungen als Ausdruck für gegenwärtige Angst und Abhängigkeit, aber auch für (verdeckte) Aggressivität. Ebenso waren sie aber auch Ausdruck früher erlittener Traumata. Zweifellos gibt es organische Grundlagen für die in der Demenz verstärkte Manifestation des Altgedächtnisses (obwohl dieser Zusammenhang noch weitgehend ungeklärt ist); uns erscheint aber auch die Psychodynamik als bedeutsamer Faktor. Gerade die Kriegserinnerungen trugen viele Merkmale der neurotischen Wiederkehr des Verdrängten. Belastendes und mit Schuldgefühlen behaftetes Material wurde in variierter und zum Teil entstellter Form immer wieder zum beherrschenden Mittelpunkt in den Äußerungen von Teilnehmerinnen. Antisemitismus und Judenverfolgung wurden zumindest in der Vormittagsgruppe immer wieder thematisiert. Nach unserer Auffassung kommt es zur Wiederkehr des Verdrängten, da die zuvor abwehrsteuernden Ich-Kräfte durch vielfältige Einflüsse geschwächt sind, so daß die Abwehr nicht aufrechterhalten werden kann. Zu diesen regressionsfördernden Einflüssen rechnen wir zum einen die dementielle Erkrankung (die allerdings zum Teil auch die Erinnerung selbst tilgt), zum anderen aber auch die Lebenssituation im Pflegeheim mit all ihren Konsequenzen und die Bedrohung durch den bevorstehenden Tod.

Ein weiterer Aspekt der Prägung von Gedächtnisleistungen dementiell Erkrankter durch psychodynamisches Geschehen wird durch den Rekurs auf »bessere Zeiten« deutlich, der in zahlreichen lebensgeschichtlichen Erinnerungen enthalten ist. So beschreibt sich z. B. Frau F. als »braves Kind« und lebt immer wieder in der Illusion, die »gute Mutter« zu sein. Der Wunschcharakter dieser realitätsverkennenden Vorstellungen liegt auf der Hand. Immer wieder trafen wir bei unseren Patienten auf solche Äußerungen, welche sich auf vergangene Rollen und frühere Identitäten bezogen. Dabei herrschten idealisierende Phantasien vor, in denen die Vergangenheit als konfliktfrei erschien. Eine häufige Phantasie war auch die von der perfekten Versorgung durch die Eltern, wobei die Patienten sich selbst als glückliches und von Verantwortung freies Kind sahen. Während diese Phantasien auf der Verhaltensebene als bloße Desorientiertheit erscheinen, erweisen sie sich aus der psychodynamischen Perspektive als ein Versuch, ein kohärentes Bild der eigenen Persönlichkeit aufrechtzuerhalten. Man kann dies auch als Selbstheilungsversuch auffassen, der um den Preis der Realitätsverkennung unternommen wird. Ein Versuch, der allerdings immer wieder scheitert, wenn die Illusion in die unvermeidliche Konfrontation mit der Realität gerät (die Folge sind dann häufig Explosivreaktionen des überforderten Patienten).

Nur partiell kann es gelingen, eine Annäherung zwischen dem realitätsverkennenden Selbstbild und der Wirklichkeit herzustellen. Die Realität hochbetagter dementer Pflegeheimbewohner ist für diese in vielfacher Weise bedrohlich. Es bedarf der Stütze und Hilfe, diese Realität als solche wahrzunehmen oder gar sich mit ihr auseinanderzusetzen. Inwieweit es einem Patienten tatsächlich gelingt, die Orientierung an der Realität zu leisten, ist in hohem Maße abhängig von Art und Ausmaß der stützenden Beziehungen und Interventionen, die er erfährt.

Das Bedrohlichste unter den bearbeiteten Themen ist zweifellos – für Patienten wie für Therapeuten – die Auseinandersetzung mit dem nahenden Tod. Sie wurde u. a. stimuliert durch die Verabschiedung der Therapeuten. Auffällig ist dabei unter dynamischen Gesichtspunkten vor allem die extreme Verlangsamung der Problembearbeitung. Der Verabschiedungsprozeß zog sich in beiden Gruppen als beherrschendes Thema über etwa 30 Sitzungen hin. Dies erscheint auch dann als außergewöhnlich, wenn man die generelle Verlangsamung physischer wie psychischer Prozesse im Alter in Rechnung stellt.

Daß die beobachteten Elemente des Abschieds – gekennzeichnet durch Verleugnen, Aggression, Verhandeln, Depression und schließlich Akzeptanz – den von Kübler-Ross (1973) benannten Phasen der Auseinandersetzung mit dem nahenden Tod entsprechen, verweist auf die psychische Entsprechung von Abschied und Tod. Wir betrachten dies als Hinweis darauf, daß die für unsere Patienten so aktuelle Todesproblematik hier psychodynamische Sperren errichtet hat, so daß die extreme Verlangsamung als Widerstand im therapeutischen Prozeß erscheint. Die Bearbeitung des Widerstands als langandauerndes Herantasten an die Verbalisierung der mit dem Abschiednehmen verknüpften Inhalte und Affekte erwies sich als fruchtbarer therapeutischer Prozeß. Wir verstehen ihn auch als eine Form der Vorbereitung auf den nahenden Tod, durch welche die Teilnehmer tatsächlich realitätsmächtiger wurden. Gerade in der Zeit der Verabschiedung der Gruppenleiter waren die Äußerungen der Gruppenmitglieder zum Teil von vorher nicht gekannter Präzision.

Setting, therapeutische Technik und Gegenübertragung

Das von uns etablierte therapeutische Setting ist wesentlich bestimmt durch das Angebot eines festen zeitlichen, örtlichen und personellen Rahmens sowie – vor allem in der Anfangszeit – durch eine starke Vorstrukturierung des Ablaufs der Gruppensitzungen. Diese festen Grenzen dienen der Stützung der Ich-schwachen Patienten.

Die im Erfahrungsraum der therapeutischen Gruppe möglichen Entwicklungen konnten ganz wesentlich dadurch zustande kommen, daß ein vom Alltag in zahlreichen Aspekten unterschiedenes und unterscheidbares Milieu bereitgestellt wurde. Die Therapiegruppe stellte für die Patienten ein »außen« dar, einen Ort, zu dem man ging wie zu einem Ausflug oder zu einer Besorgung außer Haus (übrigens mit allen typischen Begleiterscheinungen vor dem Aufbruch – dem Gang zur Toilette, dem Kämmen der Haare, der Vergewisserung, ob ein Taschentuch eingesteckt wurde, und der Mitnahme der Handtasche). Diese Bezugnahme auf eine Außenwelt impliziert nach unserer Auffassung ein wünschenswertes Maß an psychischer Strukturiertheit. Die Lebenswelt ist dann nicht nur das als versorgende und versagende Mutter erlebte allumfassende Milieu der Pflegestation, sondern wird kontrastiert durch andersgeartete Erfahrungen. Die Therapeuten und die Therapie sind der hinzutretende Dritte. Sie tragen die Merkmale der väterlichen Zuwendung, die ja auch in der traditionellen Familienerfahrung stets nur auf Zeit gewährt wird. Die Bezugnahme auf ein therapeutisches »Außen« regt somit dazu an, nicht in passiven, symbiotisch-regressiven Versorgungswünschen im Stationsmilieu zu verharren, sondern durch die Distanzierung von diesem neue Handlungsspielräume zu gewinnen.

Das relativ starr strukturierte Setting der Gruppentherapie ist allerdings auch seinerseits immer wieder in Gefahr, von der stützenden Krücke zum einengenden Korsett zu werden; die beabsichtigte Progression kann in Regression umschlagen. Gerade die in der Nachmittagsgruppe realisierte Situation der »Kaffeerunde« enthält in starkem Maß Elemente der konkreten Versorgung, die nach unserer Erfahrung auch ein Abgleiten der Teilnehmer in passive Haltungen des »Versorgt-werden-Wollens« fördern können. Unbestritten ist, daß ein gewisses Maß an Versorgung notwendiger Bestandteil in der Therapie dementer Patienten ist, die auf eine völlige Frustration ihrer rezeptiven Wünsche erfahrungsgemäß mit Apathie reagieren würden. Entscheidend ist aber die zeitliche wie inhaltliche Begrenztheit des Angebots und die Klarheit dieser Grenzen, um die Illusion der grenzenlosen Versorgung und damit das Abgleiten in eine parasitäre Haltung einzudämmen.

Ähnliches gilt für die Exklusivität der Beziehungen zwischen Gruppenleitern und Patienten. Das hohe Maß an Aufmerksamkeit für das einzelne Gruppenmitglied, das in unserem Setting von zwei Therapeuten und sechs Gruppenmitgliedern möglich und beabsichtigt ist, kann den Wunsch nach einer allumfassenden und exklusiven Beziehung stimulieren. Klar definierte Grenzen müssen für regressive Wünsche nach symbiotischer Verschmelzung eine Orientierung an der Realität bieten.

Eine natürliche Grenze stellt die Erfahrung des Todes von Gruppenmitgliedern ebenso dar wie das Ausscheiden von Leitern oder Teilnehmern aus anderen Gründen. Die vielfältigen Formen des Widerstandes gegen die Einsicht in die eigene Endlichkeit müssen nicht nur auf seiten der Patienten, sondern auch auf seiten der Leiter immer wieder neu bearbeitet werden. Entscheidend erleichtert wird dieser Prozeß durch die Erfahrung der Kontinuität: Die Aufnahme eines neuen Gruppenmitglieds oder die Einführung eines neuen Gruppenleiters sind zwar ihrerseits mit Widerständen verknüpft, symbolisieren aber zugleich auch Kontinuität trotz Endlichkeit. Es gehört zu unseren wesentlichen Erfahrungen, daß ein solcher Ablösungsprozeß bei Gruppenmitgliedern wie Leitern möglich war und sogar – bei entsprechend behutsamer Steuerung – neue Kräfte freisetzte. Dabei gibt es allerdings Grenzen der Konfrontation, bei deren Überschreitung bei den Patienten eine Zunahme der Desorientiertheit als häufigste Form der Abwehr auftritt.

Der Vergleich der Vormittagsgruppe, deren Funktionsniveau wir als ödipal gekennzeichnet haben, mit der Nachmittagsgruppe und ihrer eher präödipalen Funktionsweise läßt die Folgerung zu, daß ein gemischtgeschlechtliches Therapeutenpaar günstigere Voraussetzungen für die Entwicklung einer reiferen Ebene des gruppendynamischen Geschehens bietet (vgl. auch Radebold 1983). Wir sind aufgrund der geschilderten Erfahrungen außerdem der Überzeugung – im Gegensatz zu allen bisherigen einschlägigen Empfehlungen –, daß leistungsinhomogene Gruppen gegenüber leistungshomogenen von Vorteil sind. Wir konnten erleben, daß die leistungsstärkeren Gruppenmitglieder – also jene, die vom cerebralorganischen Abbau noch in geringerem Ausmaß betroffen waren – einen fördernden Einfluß auf das Funktionsniveau der Gruppe ausübten. Zu erwähnen ist hier auch eine Teilnehmerin, die kein chronisches organisches Psychosyndrom aufwies und überwiegend zur Förderung ihrer sozialen Integration in die Gruppe aufgenommen wurde. Obwohl sie auch hier keineswegs zu den aktivsten Gruppenmitgliedern zählte, waren ihre gelegentlichen Beiträge bereits Ansporn und Anregung für andere. Nach unserem Eindruck war sogar ihre bloße Anwesenheit eine Art soziales Stimulans für andere Gruppenmitglieder.

Den als Hilfs-Ich fungierenden Therapeuten kommen in unserer Konzeption vielfältige Aufgaben zu, die miteinander in Konflikt treten können. Der Therapeut soll einerseits eine aktive Haltung einnehmen, zumindest in der Anfangsphase Themen inhaltlich vorgeben, die Teilnehmer zu Äußerungen ermuntern und offene Situationen strukturieren. Andererseits soll er die Teilnehmer beim Prozeß des »Zur-Sprache-Bringens« verbalisierend unterstützen. Es besteht die stete Gefahr, die eine Haltung zugunsten der anderen zu vernachlässigen, also die Gruppensitzung mit einem perfekten Programm zu überziehen (welches den Teilnehmern keinen Raum zur eigenen Entfaltung läßt) oder andererseits abwartend auf Äußerungen der Teilnehmer zu hoffen, die dann begierig aufgegriffen und psychologisierend ausgedeutet werden. Hilfreich war uns in diesem Dilemma die psychoanalytische Grundregel, wonach der Therapeut »nichts wollen darf«.

Mit Übertragungen der Gruppenmitglieder sollte der Therapeut vorsichtig umgehen: Er muß sich ihrer zwar bewußt sein, sie in ihrer Entwicklung beobachten und aus ihr herrührende Widerstände beachten, er sollte sie aber in der Regel nicht interpretieren. Die Fähigkeiten dementer Patienten zur Ich-Integration dürften kaum ausreichen, um die Angst auszuhalten, die durch eine Interpretation von unbewußten Anteilen hervorgerufen wird. Soweit wir vorschnell mit Interpretationen gearbeitet haben, konnten wir oft beobachten, daß diese tatsächlich von den Patienten »ausgeblendet«

(skotomisiert) und nicht wahrgenommen wurden. Das trifft zum Beispiel für zu konfrontative Verbalisierungen aggressiver Impulse zu.

Die Gegenübertragung der Therapeuten war in unseren Gruppen in besonderer Deutlichkeit durch die Konfrontation mit dem Tod geprägt. Abwehrende Müdigkeit und therapeutische Resignation waren ihr typischer Ausdruck. Schuldgefühle der jüngeren Therapeuten aufgrund ihrer in Relation zu den Patienten ungleich besseren gesundheitlichen und sozialen Situation signalisierten die Phantasie einer irrealen Verantwortlichkeit für deren Status – eine Haltung, die den Versorgungs- und Abhängigkeitswünschen der Patienten durchaus entgegenkam. Diese Konstellation war zugleich geeignet, die adäquate Wahrnehmung aggressiver Impulse zu behindern. Um den entsprechenden Phantasien und Emotionen Raum zu geben, war die Supervision durch eine erfahrene Lehranalytikerin eine unabdingbare Notwendigkeit. Die Erfahrung des Heimalltags, von Krankheit und Endlichkeit bedeutete eine ständige Frustration für therapeutische Heilungswünsche und Omnipotenzphantasien, die nur als geteilte Erfahrung eines therapeutischen Teams unter entsprechender Anleitung (d. h. Supervision) erträglich wurde. »Erträglichkeit« kann dabei auch im Sinne von »Ertrag bringen« verstanden werden, denn die unvermeidlichen eigenen Insuffizienzgefühle können identitätsbedrohend wirken, wenn sie nicht als Gegenübertragungsreaktion auf die vielfache Insuffizienz der Patienten verstanden und damit therapeutisch fruchtbar werden.

5. Den Patienten verstehen – Das Team der Pfleger und Therapeuten

Balintgruppen in der Altenhilfe

Interaktive Kompetenz, die Fähigkeit, moralisches Bewußtsein, Empathie, Rollendistanz und Ambiguitäts- und Frustrationstoleranz zu entwickeln, ist ausschlaggebend für eine adäquate Pflege dementiell Erkrankter. Sie kann aber auf der Schulbank nur rudimentär erlernt werden. Vielmehr sind für die Aufhellung unbewußter Beziehungsanteile zwischen Pfleger und Gepflegten besondere Methoden notwendig. Die Vermittlung kann durch verschiedene Arten der Supervision und Teambegleitung erreicht werden. Wir halten die Balintgruppe für die geeignetste und effizienteste Form.

Balintgruppenarbeit wurde um 1950 von dem ungarischen Psychoanalytiker Michael Balint entwickelt und zunächst mit Ärzten durchgeführt. Mittlerweile wird aber auch Balintgruppenarbeit für eine Vielzahl von Professionen im Sozial- und Bildungsbereich angeboten, so für Psychologen, Lehrer, Sozialarbeiter und last but not least für Pflegende. Eine Verbesserung professioneller Kompetenz soll durch drei Lernschritte erfolgen:

»1. Lernen, was der Arzt für den Patienten bedeutet, wie er mit seelischen Konflikten umgeht und wie in einem Wechselspiel der Patient auf ihn reagiert und seine Probleme anbietet.
2. Verlernen, das bedeutet eine alteingeübte Haltung aufgeben wie beispielsweise detektivartiges Ausfragen oder das Erteilen von gutem Rat.
3. Wiedererlernen, das heißt, daß der Arzt die Spaltung aushalten können muß, daß er für manche Patienten Arzt im herkömmlichen Sinn bleiben muß, für andere aber aufgrund seiner erweiterten professionellen Kompetenz über diese Funktion hinausgehen kann« (Eckstaedt, in Argelander 1973, S. 66).

Die Arbeit der Balintgruppe beginnt mit der Vorstellung eines Patienten durch einen der Teilnehmer. Die einzelnen Teilnehmer sprechen dann in freier Assoziation darüber, wie sie die Problematik des Patienten sehen. Gefühle und Phantasien über den Patienten spielen eine ausschlaggebende Rolle. Gegenstand der Arbeit ist nicht der Klient für sich, sondern dessen Beziehung zum Helfer.

»Wie der Arzt in einer besonderen Weise des Zuhörens den versteckten Sinn der Darstellung seiner Patienten im Kontext der situativen Momente in der aktuellen Beziehung zu verstehen sucht, so bemühen sich seine Kollegen um das Verständnis der Arzt-Patient-Beziehung im Kontext ihrer Beziehungsreaktionen auf die spontanen Phänomene, die beim Vortrag ihrer Kollegen zutage treten« (Argelander 1979, S. 823).

Sowohl der Bericht als auch die Beiträge der Gruppenteilnehmer haben den Charakter von freien Assoziationen, welche »die bisher verborgenen unbewußten Determinanten menschlichen Verhaltens deutlicher hervortreten lassen, als diejenigen Gedanken und Einfälle, die wir produzieren, wenn wir uns ganz intensiv auf ein Ziel ausrichten« (Loch 1973, S. 2510). Auf diese Weise wird der Bericht des einzelnen Arztes durch eine Art »Prisma-Effekt in mögliche unbewußte Determinanten« (Loch 1969, S. 147) zerlegt. Das Aufdecken eigener blinder Flecken sowie die erweiterte und umstrukturierte Selbstwahrnehmung bilden eine wichtige Grundlage der Balintgruppenarbeit, die den Teilnehmern dazu verhelfen soll, den Patienten anzunehmen, wie er ist, Mitagieren zu vermeiden und durch verbessertes Verständnis dem Patienten geben zu können, was er braucht, jedoch bei gleichzeitiger Abgrenzung ihm gegenüber. Durch die Balintgruppe wird Rollendistanz geschaffen, man lernt sich in den Patienten und in die Beziehung zum Patienten einzufühlen (Empathie); durch die Gruppe wird Entlastung und damit Ambiguitäts- und Frustrationstoleranz erreicht. Moralisches Bewußtsein entwickelt sich durch das tiefere Verständnis des Patienten, durch die Berücksichtigung seiner Bedürfnisse und die Vermeidung von Stigmatisierungen.

In der Literatur herrscht Einigkeit darüber, daß die in der Balintgruppenarbeit zu schulenden Kompetenzen nicht über die Vermittlung von Wissen und technischen Fähigkeiten planmäßig angestrebt werden können und daß Balint-Fallseminare ohne Selbstbeobachtung und Selbsterfahrung der Teilnehmer nicht möglich wären. Ebenfalls spielen die Rahmenbedingungen der Institution und die Konflikte im Team und zwischen Team und Heimleitung eine gewichtige Rolle, da sie Beziehungen zu den Patienten beeinflussen. Institutionsbezogene, selbsterfahrungsbezogene und übertragungsbezogene Komponenten sind in jedem dargestellten »Fall« in der Balintgruppe verwoben, und ihre einzelnen Anteile sollten herausdestilliert werden (Warsitz 1985). Damit erweitert Warsitz den Focus der Balintgruppe, die klassischerweise »nur« auf die Analyse der unbewußten Beziehungsanteile gerichtet war und institutionelle Konflikte ausschloß.

Auch in der Altenhilfe sind bereits Balintgruppen für Pflegedienstmitarbeiter durchgeführt worden. Sie wurden von externen Supervisoren, die als Nervenärzte auf den Stationen tätig waren, geleitet (Hirsch 1986 u. 1988; Warsitz 1984; Warsitz/Kipp 1985) und schlossen auch die Bearbeitung institutioneller Konflikte ein, die gerade in einer totalen Institution breiten Raum einnehmen und eine beziehungszentrierte Pflege häufig geradezu verhindern.

Um Teamarbeit allgemein und damit auch Balintgruppenarbeit erfolgversprechend praktizieren zu können, müssen einige wichtige Voraussetzungen gegeben sein. Auf jeden Fall sollte ein Raum außerhalb der Station benutzt werden und so Distanz zur alltäglichen Arbeit ermöglicht werden. Auch muß die Betreuung der Station während der Gruppenarbeit gewährleistet sein. Die Gruppen sollten kontinuierlich zusammenkommen.

Warsitz (1984) empfiehlt, die Supervision an die alltäglichen Stationsübergaben anzuschließen, um so zu einer fallzentrierten Übergabe zu kommen. Damit ist die Supervision in die alltägliche Arbeit eingebunden, und es kann eine zu große Diskrepanz zwischen Theorie und Praxis vermieden werden. Alle an der Pflege und Therapie Beteiligten können dann zur Teamsitzung zusammenkommen. Die optimale Teamgröße wird von Aßfalg (1981) mit fünf bis acht Mitarbeitern angegeben. Bei größeren Teams nimmt die Offenheit ab, die Ängste, sich zu äußern, nehmen hingegen zu. Oft kommt es nur noch zu allgemeinen Äußerungen über die einzelnen Berufsgruppen, und auf den einzelnen Mitarbeiter kann kaum mehr eingegangen werden.

Die von der traditionellen Balintgruppenarbeit geforderte freie Assoziation der Teilnehmer scheint in der Altenpflege aufgrund der fehlenden Grundqualifikationen und dem starken Erwartungs- und Leistungsdruck der Pflegenden nur in einem Rahmen möglich, der

Sicherheit gewährt und Offenheit akzeptiert. Die konkrete Form wird von der Situation bestimmt, die auf der Station herrscht. Sie ist überdies abhängig von der Qualifikation und Vorerfahrung der Teammitglieder. Die Autoren berichten übereinstimmend von Erfolgen ihrer Arbeit. An Balintgruppen orientierte Teamarbeit darf als vielversprechende Fortbildungsmöglichkeit in der Altenpflege angesehen werden.

Das Gesamtteam

Zu unserem Konzept gehört zwingend die Einbeziehung aller mit dem Patienten befaßten Dienste (»Gesamtteam«), da eine fragmentarische, berufsspezifische Sichtweise vermieden werden soll und eine veränderte pflegerische Praxis auch von allen Berufsgruppen mitgetragen werden muß. Wir halten dabei die interaktive Kompetenz für die grundlegende Fähigkeit eines qualifizierten Pflegers in der Altenhilfe; sie lehrt ihn, die Bedürfnisse der Patienten zu verstehen, und befähigt ihn, adäquate Beziehungen zu ihnen zu knüpfen. Nur auf dieser Grundlage haben Interventionen, wie aktivierende Pflege, Reorientierung usw., eine Erfolgschance, da andernfalls die Gefahr besteht, daß sie von den Patienten abgelehnt werden. Freilich gehört zum Verständnis des Patienten auch ein spezifisches Fachwissen über die Krankheit und über mögliche aktivierende Hilfen. Eine spezifische Fortbildung, z. B. zur Problematik der Alzheimer-Krankheit, wurde auch im Hufeland-Haus durchgeführt.

Das erste Ziel des Gesamtteams besteht darin, allmählich zu einer an der Balintgruppe orientierten Arbeitsweise zu kommen. Wir modifizierten den Ansatz, um Bedürfnissen und Erfordernissen unserer Situation entsprechen zu können. Anders als in der »klassischen« Balintgruppe vorgesehen, brachten wir uns als Leiter auch als aktive Teilnehmer in die Gespräche ein, was bei unserer Doppelrolle als Gesamtteamleiter und Therapeuten unvermeidlich war. Konkrete Maßnahmen sollten allerdings nur vom Gesamtteam gemeinsam formuliert und beschlossen werden.

Die Grenzen dieses Ansatzes liegen freilich auf der Hand: Pflegenotstand kann durch Teambegleitung nicht vermieden, institutionelle Faktoren können nur beschränkt verändert werden; auch

Teambegleitung ist kein Allheilmittel. Aber vielleicht ist gerade dies eine Stärke des Konzeptes: daß es hilft, einen realistischen Bezug zur Arbeit zu gewinnen, jenseits von Opfermentalität und Allzuständigkeitsphantasien, aber mit möglichen Veränderungen im Blickfeld.

Für jede Modellstation wurde eine Gesamtteamsitzung eingerichtet, die einmal pro Woche stattfand, und zwar im Rahmen der Übergabe vom Früh- zum Spätdienst. Ihre Dauer wurde auf eine Stunde festgelegt.

Die Gesamtteamsitzungen wurden im Therapieraum durchgeführt. Damit war ein Mindestmaß an Abgrenzung von der Station und somit an Rollendistanz geschaffen, andererseits wurde an die alltägliche Stationsübergabe angeknüpft. Während der Zeit der »erweiterten Übergabe« (dieser Begriff bürgerte sich für das Gesamtteam ein) versah eine Pflegekraft einer anderen Station den Pflegedienst, so daß alle Pflegedienstmitarbeiter an den Gesamtteamsitzungen teilnehmen konnten.

An den Sitzungen waren folgende Dienste beteiligt: Pflegedienstmitarbeiter, Pflegedienstleitung, Ergotherapie, Krankengymnastik, Sozialdienst, Gymnastiklehrer. Die therapeutischen Dienste und die Pflegedienstleitung waren jeweils durch einen Mitarbeiter vertreten. Mit dieser Zusammensetzung lag die Teamgröße mit etwa acht bis zehn Personen etwas über der von Aßfalg genannten optimalen Teamgröße.

Die Station A (22 Plätze) wurde von einer 45jährigen examinierten Altenpflegerin geleitet. Zudem war auch die stellvertretende Stationsleiterin staatlich anerkannte Altenpflegerin. Weiter arbeiteten dort vier nicht examinierte Pflegedienstmitarbeiterinnen und eine Stationshelferin. Nach acht Monaten übernahm aufgrund des Weggangs der Stationsleiterin die bisherige Stellvertreterin die Leitung, etwas später wurde eine neue examinierte Pflegekraft eingestellt. Insgesamt war die Station A vom Alter der Mitarbeiterinnen her eine sehr »junge« Station: Lediglich zwei Pflegehelferinnen waren über dreißig. Ergänzt wurde die Mitarbeiterschaft durch wechselnde Schülerinnen und Praktikantinnen. Alle Pflegenden waren weiblich, da die Station A eine reine Frauenstation war und auch im Laufe der Projektarbeit lediglich zwei männliche Patienten aufgenommen wurden.

Bedingt durch die Fluktuation, nahmen am Gesamtteam innerhalb von 12 Monaten insgesamt 34 verschiedene Personen teil. Auch die Vertreter des Sozialdienstes und der Ergotherapie wechselten, die Mitglieder der Pflegedienstleitung vertraten sich gegenseitig. Das Gesamtteam auf der Station A kam im Untersuchungszeitraum zu 58 Sitzungen zusammen. Nur zwei Mitarbeiterinnen, die auf der ersten Sitzung anwesend waren, nahmen auch an der letzten Sitzung im Untersuchungszeitraum teil. Trotz der starken Fluktuation waren aber alle betroffenen Dienste – durch jeweils verschiedene Personen – regelmäßig vertreten.

Die Station B mit 22 Pflegeplätzen wurde von einem 34jährigen Krankenpfleger geleitet. Als wir unsere Arbeit dort aufnahmen, gehörten außerdem zwei examinierte Altenpflegerinnen sowie zwei Pflegehelferinnen zum festen Team der Station. Hinzu kamen wechselnd zahlreiche Schüler, Praktikanten, weitere Pflegehelfer und eine Stationshilfe. Die Stationsmitarbeiter bildeten somit von ihrer Zusammensetzung nach Alter, Geschlecht und Qualifikationen eine sehr gemischte Gruppe, in der die drei »festen« qualifizierten Pflegekräfte die Arbeitsabläufe bestimmten.

Ähnlich wie auf Station A spiegeln sich Fluktuation und Krankheitszeiten der Mitarbeiter in ihrer Teilnahmehäufigkeit am Gesamtteam. Von insgesamt 23 Mitarbeitern, die innerhalb eines Zeitraums von 16 Monaten auf der Station B arbeiteten, nahmen mehr als zwei Drittel nur für einige wenige Sitzungen am Gesamtteam teil. Auch die Vertreter der Pflegedienstleitung, des Sozialdienstes, der Ergotherapie und der Krankengymnastik wechselten bzw. waren nicht bei allen Sitzungen vertreten. Insgesamt gab es außer den Gruppenleitern nur drei Personen, die an mehr als 40 Sitzungen teilnahmen, wovon nur eine zum Pflegedienst gehörte.

Die Teamgespräche

Im folgenden betrachten wir jeweils exemplarische Sitzungen oder inhaltliche Sitzungssequenzen, die für diese Gesamtteams charakteristisch sind und die dort aufgetretenen Besonderheiten, Konflikte, Schwierigkeiten, Erfolge und Veränderungen darstellen können. Uns interessiert insbesondere, wie sich die Teilnehmer in eine solche

Arbeitsgruppe unter den gegebenen inneren und äußeren Bedingungen »einbringen«, ob und wie sie sich als Team konstellieren und kooperieren und ob und in welcher Form sich ein (Lern-)Geschehen im Sinne des Erwerbs einer »interaktiven Kompetenz« abbildete und entwickelte.

Die erste Sitzung des Gesamtteams wird durch die Mitarbeiter der Projektgruppe Geronto-Psychiatrie eröffnet, die zunächst sich selbst und ihre Arbeit im Projekt vorstellen, um schließlich die Vorgehensweise und das Setting der zukünftig stattfindenden Gesamtteam-Sitzungen zu erläutern. Dabei versuchen die Projektleute, die Inhalte klar zu strukturieren, indem sie die Zielvorstellungen und Bedingungen der Zusammenarbeit einzeln vortragen, die ja vor allem auch Forderungen an die Teammitglieder beinhalten. Insgesamt wird in der Eröffnungssitzung die relativ befangene, zurückhaltende Stimmung einer Gruppe von Menschen deutlich, die einander in einer solchen Form der Zusammenarbeit noch nicht kennen, die aber wissen, daß sie in Zukunft hier intensiv miteinander arbeiten sollen. Mit der Einleitung der Projektgruppen-Mitarbeiter wird ein erster Einstieg möglich, sich gegenseitig in dieser Situation einzuschätzen. Verschiedene Sachfragen werden von den Spezialdiensten (Sozialdienst, Ergotherapie) kurz diskutiert, wie die regelmäßige Teilnahme, die Dauer und Häufigkeit der Teamsitzungen. Die Pflegedienstmitarbeiter sehen vor allem in der Frage eines festen Termins ein Problem, nachdem geklärt werden konnte, daß die Teilnahme als Dienstzeit angerechnet wird.

Zum inhaltlichen Aspekt der zukünftigen Arbeit in dieser Gruppe kommen keine Fragen, vielmehr werden immer wieder die Settingbedingungen angesprochen. Die Formalitäten stehen im Vordergrund. Dies zeigt, daß solche Themen offensichtlich Sicherheit vermitteln, die Angst reduzieren, die diese neue Situation provoziert: Alle wissen, daß hier erwartet wird, daß jeder von seiner Arbeit, von Schwierigkeiten und Konflikten reden soll, keiner macht sich jedoch eine Vorstellung, wie das gehen soll, und keiner traut sich, damit gar zu beginnen. So verschaffen die formalen und unpersönlichen, oft technokratischen Themen einen Ausweg, indem sie einerseits weniger bedrohlich sind als vollkommenes Schweigen, andererseits jedoch ein erstes behutsames Abtasten untereinander erlauben.

Auf diese Weise wird versucht, sich der Bedingungen des Zusammenseins zu versichern, während man sich mit Vorsicht taxiert und gleichzeitig den unvertrauten und unklaren Anforderungen, die diese neue Situation beinhaltet, ausweichen kann. Diese Situation ist aber von allen auch mit sehr vielen Erwartungen besetzt und wirkt insgesamt auf alle Teilnehmer sehr verunsichernd und sogar angsterregend. Vorsichtig abwartend verhalten sie sich daher, und von allen werden Erwartungen an die Mitarbeiter der Projektgruppe gestellt, die die Gruppe in Zukunft leiten werden und von denen man sich Hilfe und Orientierung erhofft.

Die Gesamtteam-Sitzungen der ersten Wochen bleiben geprägt von Fragen nach organisatorischen oder eigentlich bereits bekannten äußeren Bedingungen.

Während dieser ersten Sitzungen entstehen immer wieder längere Pausen; ein oft krampfhaft wirkendes Suchen nach Themen stellt sich ein. Dabei kommt die Unzufriedenheit und Frustration über die inaktive Haltung der Projektleute auch direkt zur Sprache. Bereits in der zweiten Sitzung des Gesamtteams A greift die Ergotherapeutin diese an, indem sie ihnen vorwirft, sich zu wenig bei den Patienten zu engagieren. Die Projektmitarbeiter sollen an den ergotherapeutischen Gruppen und am Stationsalltag teilnehmen. Es wird deutlich, daß sowohl die Pflegedienstmitarbeiter wie auch die Ergotherapeutin und Sozialarbeiterin sich ganz konkrete Hilfestellung erhofften und sich in ihren Erwartungen enttäuscht sehen. Die von den Projektleuten geleistete Tätigkeit in den Teamsitzungen und der Gruppentherapie gilt nicht als Arbeit; die Frage wird gestellt, »was die eigentlich tun«, und die Forderung erhoben, sie sollten sich gleichsam als »psychologischer Feuerwehrdienst« betätigen. Im Gesamtteam B wird zum gleichen Zeitraum die Anforderung an die Projektmitarbeiter herangetragen, morgens zu Beginn der Frühschicht mit einigen Bewohnern ein Anziehtraining durchzuführen.

Gleichzeitig wird offenkundig, daß sich vor allem der Pflegedienst völlig überlastet und überfordert fühlt. Dies zeigt sich in der immer wieder auftauchenden Terminfrage, die aufgrund der für jeden Wochentag andersartig auftretenden Schwierigkeit, den Termin wahrzunehmen, kaum lösbar scheint. Diese bereits in den ersten sechs Sitzungen der Gesamtteams auftretenden Besonderheiten tauchen während des gesamten Untersuchungszeitraums von 1½ Jahren immer wieder auf: Die Schwierigkeit, sich spontan einzubringen; die Schwierigkeit, Themen zu finden bei gleichzeitiger Bevorzugung von formalen, sachlichen Problemen; die körperliche und psychische Überforderung, die vor allem auf die unzureichende personelle Situation zurückgeführt wird, sowie die Klage über die mangelnde konkrete Hilfestellung von seiten der Projektmitarbeiter.

Die Hinwendung zu den Patienten und der eigenen affektiven Beteiligung in der Beziehung zu ihnen gelingt so nur zögerlich, immer wieder durchbrochen von sachlich-formalen oder organisatorischen Inhalten und Problemen, die dann keinen zeitlichen Raum mehr lassen. Gleichwohl finden im Gesamtteam A in der vierten Sitzung und im Gesamtteam B in der sechsten Sitzung Erstbesprechungen statt, bei denen einzelne Patienten der Stationen im Mittelpunkt stehen. Dabei wird allmählich deutlich, wie ungewohnt es ist, sich selbst über alltägliche Handlungsweisen auszutauschen und wie wenig die Teammitglieder über den eigenen Arbeitsbereich hinaus über den ihrer Kollegen sowie deren Begegnungen und Interaktionen mit den Patienten informiert sind. Auch über die einzelnen Patienten besteht häufig eine generelle Uninformiertheit, die sich im Rahmen des Gesamtteams erstmalig eindeutig darstellt und feststellen läßt.

Dabei wird oft in bezug auf Patienten, die schon lange Jahre auf der Station leben, ein erstaunliches Informationsdefizit vor allem bei den jüngeren Pflegekräften und Spezialdiensten sichtbar. Oft können nur die Pflegedienstmitarbeiter, die am längsten auf der Station arbeiten, noch fragmentarische Informationen über den lebensgeschichtlichen Hintergrund der meist verwirrten Patienten geben. Mit großem Interesse werden diese spärlichen Hinweise auf den früheren Beruf und familiäre Gegebenheiten von uns allen aufgenommen, die den jeweiligen gleichsam »vergangenheitslosen« Bewohnern eine, wenn auch bruchstückhafte Geschichte und damit Identität verleihen. Die Unzufriedenheit über diese Uninformiertheit verstärkt sich in beiden Teams. Im Gesamtteam B wird festgestellt, daß über eine demente Patientin, die seit mehr als zehn Jahren im Hause lebt, außer einem früheren wahrscheinlichen Wohnort überhaupt nichts bekannt ist, weder, ob sie Kinder hatte, noch, ob sie berufstätig war. Dadurch wird relativ bald der Wunsch nach einer dokumentierten Biographie vor allem für verwirrte Patienten laut. Mittelfristig wird diese Aufgabe von den Projektgruppen-Mitarbeitern übernommen, die Fremdanamnesen mit Hilfe noch auffindbarer Verwandten oder Bekannten der Bewohner erstellen und diese im Gesamtteam berichten.

Auch über geistig klare, ansprechbare und noch nicht so lange im Heim befindliche Patienten herrscht oft Unklarheit oder Fehlinformation. Beispielsweise wurde während einer Sitzung des Gesamtteams A eine erst seit wenigen Monaten auf Station lebende Patientin vom Pflegedienst angesprochen. Ihr Problem sei Alkoholismus, sie habe sich nicht mehr selbst versorgen können und sei deshalb ins Pflegeheim gebracht worden. Es stellt sich im Laufe der Besprechung heraus, daß niemand sie je trinken sah oder sie betrunken oder angetrunken erlebt hatte. Es wird deutlich, daß die Information eine aus zweiter Hand ist, die nur auf Vermutungen gründet.

Im Team wird bei dieser Besprechung deutlich, daß eine Annäherung an die Bewohner, z. B. in Form eines etwas längeren persönlichen Gesprächs, als schwierig erlebt wird. Es stellt sich immer wieder heraus, daß Unsicherheiten oder Ängste – Wie spreche ich ein so heikles Thema wie Alkoholismus an? Muß ich es ansprechen oder darf ich es nicht ansprechen? – zur Vermeidung einer Gesprächssituation führen. Jedes Gespräch, das lebensgeschichtliche oder gar konfliktauslösende Zusammenhänge mit zu erfassen trachtet, wird als eine bedrohliche Situation für den Bewohner erlebt, auf die dieser – in der Phantasie der pflegerischen Mitarbeiter – mit großer Angst, Depression oder sogar Todeswünschen reagiert. Die ausgeprägten Vermeidungshaltungen, die sich daraus entwickeln, spiegeln sich im Gesamtteam wider, da hier die Diskussion mangels Information auf der pflegerisch-versorgenden oder somatischen Ebene bleiben muß.

In der 23. Sitzung stellt der Stationsleiter von Team B den Antrag, die Gesamtteamsitzungen auszusetzen, bis eine bessere personelle Besetzung der Station die Teilnahme des Pflegedienstes wieder möglich werden ließe. Die Pflegedienstmitarbeiter stellen ihre überlastete Situation dar, die dazu führe, daß sie häufig zu Beginn des Gesamtteams noch nichts gegessen hätten und insgesamt das Gesamtteam als einen zusätzlichen Arbeitsaufwand sehen, der sie aufgrund der personellen Mangelsituation in der Erledigung »ihrer« Arbeit behindere. Es wird klar, daß der Pflegedienst die Teamsitzung nicht zu seiner eigentlichen Arbeit zugehörig erlebt und von der zusätzlichen Belastung der Gesamtteam-Sitzung befreit sein möchte, auf die am leichtesten verzichtet werden kann, da sie nicht den dringlichen Charakter der konkreten Pflege trägt. Auf der einen Seite steht somit die nicht beendbare, die quasi unendliche pflegerische Tätigkeit, auf der anderen Seite die Resignation, das sich Zurückziehen von dem Veränderungsansatz Gesamtteam, das nur zusätzliche Belastung und ansonsten »nichts bringt«.

Die der Personalmangelsituation angemessene Verärgerung macht sich »Luft«; der Pflegedienst fühlt sich alleingelassen in dieser schwierigen und physisch wie psychisch äußerst fordernden Situation. Hilflos, da letztendlich nicht in der Lage, daran etwas zu ändern, und wütend über die enttäuschte Hoffnung, das Gesamtteam könne eine Veränderung der schwierigen Arbeitsbedingungen und der desolaten Personalbesetzung bringen, scheint der depressiv-resignative Rückzug die einzige Ausdrucksmöglichkeit.

Erst die Nachbesprechung in der Supervisionssitzung macht den Projektmitarbeitern den Konflikt verstehbar: Zwischen dem subjektiven Gefühl von Unentbehrlichkeit und grenzenlosem Gebrauchtwerden des Pflegedienstes und dem Gefühl, nichts ändern oder bewirken zu können, hilflos und ohnmächtig zu sein.

Zum Zeitpunkt dieser 23. Sitzung trifft sich das Gesamtteam mittlerweile seit sechs Monaten regelmäßig. Auch wenn es immer noch schwerfällt, die eigene gefühlsmäßige Beteiligung anhand von Vorfällen und Anlässen mit den Bewohnern spontan im Gesamtteam zu thematisieren, hat sich mittlerweile eine veränderte Form der Zusammenarbeit etabliert. Im Gesamtteam A wird mittlerweile eine Gruppenkohäsion sichtbar, die u. a. an der regelmäßigen Teilnahme ablesbar ist. Die Koordination der verschiedenen Professionen klappt gut, die dazu nötigen Informationen werden meist zu Beginn der Teamsitzungen ausgetauscht, notwendige Maßnahmen werden diskutiert und beschlossen. Die Atmosphäre hat sich entspannt, die anfängliche Fremdheit und übergroße Vorsicht ist einem vertrauteren und sichereren Gefühl gewichen.

So werden auch als problematisch empfundene Anlässe eingebracht, wie in einer Sitzung, zu deren Beginn die Stationsleiterin mit großer Erregung von einem Krampfanfall einer Bewohnerin berichtet. Dieser habe sich während des morgendlichen Waschens ereignet, die alte Dame habe schrecklich gezuckt und sei zusammengebrochen. Der danach antelefonierte Arzt habe erst einige Stunden später zurückgerufen und sei gar nicht gekommen, habe der Stationsleitung Anweisung zur Verabreichung eines Medikamentes gegeben und erklärt, er könne sowieso nichts tun, der Anfall sei ja vorbei. Die Stationsleiterin schildert mit aufgeregter, zitternder Stimme, daß sie große Angst gehabt habe, sie habe so etwas noch nie erlebt. Wir alle im Team können die Aufregung und Angst mitvollziehen, und indem wir uns fragen, was man denn in so einem Fall macht, erleben wir die Ratlosigkeit, die auch die Stationsleiterin schildert.

Bei dieser Sitzung wird klar ausgesprochen, wie schwer die individuelle Verantwortung oft wiege und daß man sich vor allem in lebensbedrohlich anmutenden Situationen oft überfordert fühle. Den Wunsch, jemand möge dabei entlasten und mit Rat und Tat zur Seite stehen, kennen alle. Ebenso die stets darauf folgende Enttäuschung.

Es zeigt sich jedoch, daß sich etwas verändert hat. Zwar sind die Inhalte wie Überforderung, Überlastung, Wunsch nach Entlastung keine Neuigkeiten, aber sie werden nun nicht mehr ausschließlich über das Zuspätkommen oder Fehlen beim Gesamtteam oder ähnliche Verhaltensweisen ausgedrückt. Vielmehr können sie in der zwischenzeitlich entstandenen, mehr Vertrauen gebenden Atmosphäre ziemlich direkt angesprochen werden. Die Gruppenteilnehmer reagieren einfühlsamer und weniger bewertend oder ratgebend als zu Beginn der Zusammenarbeit. Vor allem ist mittlerweile eine Art Arbeitsstil entstanden, der über ein gegenseitiges Zuhören und Ausredenlassen einen starken Kontrast bildet zu den anfänglich oft gleichzeitig geführten Unterhaltungen, Unaufmerksamkeiten oder gar Geflüster während eines Beitrages. Offensichtlich hat das Interesse der Teilnehmer der Gruppe aneinander zugenommen, was wir als Abbild eines erhöhten Interesses an den Patienten der Station verstehen.

So wird es zunehmend möglich, die Patienten in das Zentrum der Besprechung zu stellen. Im Gesamtteam B zeigen sich etwa ab der 40. Sitzung regelmäßige Fallbesprechungen. Im Team A stehen vor allem Bewohner mit dementieller Symptomatik im Blickpunkt. Insbesondere aggressive Äußerungsweisen werfen Probleme auf, die nun nicht mehr verschwiegen werden müssen.

Häufig folgt auf eine als schwierig empfundene Teamsitzung eine, bei der wieder Sach- oder organisatorische Fragen, die im Grunde schnell geklärt werden könnten, endlos besprochen werden. Oder aber es stellen sich Phasen der Gruppenarbeit ein, in denen der medizinische bzw. pflegerische Aspekt in den Vordergrund tritt und keinen Raum für das Einbringen eigener affektiver Gehalte oder Beziehungsaspekte läßt. Oft bedarf es daher nachdrücklicher Interventionen von seiten der Projektmitarbeiter, um die Aufmerksamkeit auf psychische Dimensionen zu lenken.

In solchen Situationen scheint es, als ob die in der Teamarbeit erzielten Veränderungen wieder aufgehoben seien und die anfängliche, oben beschriebene Situation eine Neuauflage erfahren habe. Das Gruppenklima zeigt sich verschlossen, manchmal sogar feindselig, ablehnend, von Mißtrauen beherrscht. Angriffe auf die Projektmitarbeiter erfolgen ähnlich wie zu Beginn der Sitzungen. Gruppenspannungen oder Konflikte zwischen den einzelnen Teilnehmern lähmen die fallzentrierte Arbeit und machen den Gruppenprozeß für alle undurchsichtig, da sie aufgrund der Ängste in der Gruppe nicht offen ausgetragen werden können.

Die Projektmitarbeiter des Gesamtteams A fühlen sich in diesen Phasen auch selbst oft hilflos, depressiv und ohne Zukunftsorientierung, sie fragen sich wie die anderen Teammitglieder, ob es Sinn habe, weiterzumachen.

Demgegenüber scheint es im Gesamtteam B von den anwesenden Mitarbeitern abzuhängen, inwieweit eine patienten- und beziehungszentrierte Sichtweise aufrechterhalten werden kann. Die Stimmung ist dabei vordergründig stets freundlich, die Gruppenkonflikte und Anspannungen sowie die auch im Bezug auf die Projektleute bestehende Frustration werden indirekt sichtbar, direkte Auseinandersetzungen erfolgen nicht. Die Diskussionen in der Gruppe verbleiben jedoch auf einer krankheits- oder pflegezentrierten Ebene, wenn ein Patient besprochen wird.

Die Grenzen der Teamarbeit

Das Gesamtteam wurde zum Ort einer ganzheitlicheren Betrachtungsweise der Patienten, und die meisten Teilnehmer zeigten Bereitschaft zur (Selbst-)Reflexion und erweiterten Flexibilität. Die in jeder Gruppenarbeit nach Balint intendierte Lernerfahrung blieb allerdings begrenzt: Sie scheint nach unserer Beobachtung bei einem Großteil der Teilnehmer bei der erweiterten Einsicht in eigene Fehler und einem vertieften Problem- und Rollenbewußtsein zu enden. Unmittelbar nachvollziehbare Veränderungen, die in einen befriedigenderen beruflichen Umgang mit den Bewohnern mündeten, wurden von den Teilnehmern selten berichtet. Diese Unfähigkeit der Teilnehmer, die in den Gesamtteams gesammelten Erfahrungen und Selbst-Erfahrungen produktiv zu verarbeiten, sind in unterschiedlichen Faktoren begründet:

Zum einen in der prinzipiellen Bedrohlichkeit einer an der Balint-Methode orientierten Arbeitsweise, die die tiefenpsychologische Dimension des Verhaltens und Erlebens einbezieht und daher prinzipiell zu einer Destabilisierung der einzelnen Teilnehmer führen kann. Da die Teammitglieder sich im Beruf immer nur von ihrer kompetenten Seite zu zeigen pflegen, wird die spezifische Art und Weise des Lernens in einer solchen Gruppe erschwert. D. h., es muß erst einmal in dem Sinne umgelernt werden, daß gelernt wird durch die Offenbarung eigener Unzulänglichkeiten. Dazu kommt, daß die Einführung dieser Arbeitsmethode vor allem für den Pflegedienst ein umfassendes Infragestellen der bisherigen beruflichen Identität bedeutete. Um das individuelle kreative Potential für eine veränderte berufliche Praxis überhaupt freisetzen zu können, bedürfen Arbeitsgruppen wie die hier durchgeführten Gesamtteams eines Vorgehens, das auf die Gegebenheiten in einem Altenpflegeheim eingestellt ist. Dieses sollte am Anfang von angstmindernden, stärker verstehend-unterstützenden Interventionen des Leiters geprägt sein. Nur so kann sich ein offenes, vertrauensvolles Klima entwikkeln, das schließlich gemeinsame, die dargestellte Beziehung reflektierende Intervention möglich macht. Unsere Erfahrungen zeigen, abweichend vom Balintschen Modell, die Notwendigkeit an, bei Bedarf auch gruppendynamische Prozesse zu thematisieren und zu bearbeiten. Die geschilderten Schwierigkeiten werden aufgrund der objektiven wie subjektiven Arbeitsbedingungen in einem Altenpflegeheim noch verschärft.

Für eine Team-Gruppenarbeit bedarf es erfahrener Leiter, die neben geronto-psychiatrischem Fachwissen eine Supervisions- bzw. gruppentherapeutische Ausbildung mitbringen. Zu der modifizierten Technik würden wir auch das Leiterverhalten selbst rechnen. Die üblicherweise abstinente, knappe analytische Interpretationsweise scheint ungeeignet. Sie kann als distanzierend und feindselig, gleichsam orakelhaft erlebt werden. Es scheint uns heute sinnvoll, einen externen Gruppenleiter für diese Aufgabe zu gewinnen, einen Leiter, der zu den Gruppenteilnehmern und der Institution in keinerlei Realbeziehung steht, die die Entfaltungs-, Arbeits- und Lernmöglichkeiten des sich bildenden Teams beeinträchtigen könnte.

6. Ausblick

Mit unserem therapeutischen Ansatz für hochbetagte, dementiell erkrankte Pflegeheimbewohner haben wir in Theorie und Praxis die psychoanalytische Perspektive auf diesem Feld fruchtbar zu machen versucht. Worauf es uns ankam, war eine Grundhaltung, die den Erkrankten nicht in seiner Krankheit, sondern in seiner Persönlichkeit in den Mittelpunkt stellt. Die Begegnung der im Pflegeheim miteinander arbeitenden und lebenden Menschen war unser zentrales Anliegen. Das »Miteinander-reden-Lernen« wurde zur Aufgabe aller Beteiligten.

In der Gruppentherapie hat sich gezeigt, daß demente Pflegeheimbewohner in einer kleinen therapeutischen Gruppe im wahrsten Sinne des Wortes »ansprechbar« sind. Sie können unter therapeutischer Hilfestellung mit den Mitteln der Sprache zu einer Verständigung kommen und sind damit zu einer Gruppenentwicklung in der Lage, die als stützender Halt zu einer Auseinandersetzung mit der Wirklichkeit befähigt.

Die Realität ist für hochbetagte, demente Pflegeheimbewohner in vielfacher Weise bedrohlich. Ihre Möglichkeiten reichen nicht aus, die Bedrohungen durch einen für sie oft undurchschaubaren Heimalltag, durch das Erlebnis der eigenen Insuffizienz und durch das Gewahrwerden des bevorstehenden Todes zu bewältigen. Diesen vielfältigen Bedrohungen haben wir ein therapeutisches Setting entgegengesetzt, das inhaltlich wie organisatorisch durch klar definierte Regeln und Grenzen mit einem Maximum an Kontinuität gekennzeichnet ist. Innerhalb dieses Rahmens konnten stabile und verbindliche Beziehungen und Bindungen entstehen. So konnten die Patienten in den therapeutischen Gruppen ihre Verwirrtheit und ihr Leiden ebenso wie ihre Wünsche und Phantasien mitteilen und in diesem Prozeß zu einer Auseinandersetzung mit der Wirklichkeit gelangen. Dies führte letztlich zu einer Auseinandersetzung mit der eigenen Lebensgeschichte, mit der von Abhängigkeit und Krankheit geprägten gegenwärtigen Lebenssituation und mit dem Tod.

Unser therapeutischer Ansatz verlangt, in bezug auf demente Pflegeheimbewohner konsequent Abschied zu nehmen von der Ideologie der Rehabilitation. Ziel kann es nicht sein, durch ein wie auch immer geartetes Training einen fiktiven psychischen Normalzustand wieder herzustellen. Statt dessen geht es darum, optimale stützende Bedingungen herzustellen, die dem Dementen ein Leben mit seiner Erkrankung unter maximaler Entfaltung seiner Möglichkeiten erlauben. Dabei muß der Kranke in seiner Persönlichkeit akzeptiert werden, was die Akzeptanz seiner »Verrücktheit« einschließt. Dementielle Entwicklungen sind in gewisser Weise eine Art der Krankheits- und Lebensbewältigung, die von der Umgebung respektiert werden muß.

In bezug auf die Arbeitsorganisation im Pflegeheim schließt unser Ansatz eine klare Trennung von Pflege und Therapie ein. Er zwingt somit nicht nur zu einer genaueren Differenzierung und Bestimmung dessen, was Therapie in diesem Zusammenhang bedeutet, sondern führt zwangsläufig auch zu der Frage, welche Aufgaben den Pflegenden bei dementen Pflegeheimbewohnern zukommen.

Die Etablierung separater therapeutischer Angebote mit eigenen Räumlichkeiten, eigenen Arbeitsweisen und durchgeführt von Mitarbeitern mit therapeutischen Qualifikationen erregt vielfach das Mißfallen pflegerischer Mitarbeiter. Häufig entsteht der Eindruck, die Therapeuten reservierten für sich gewissermaßen die »Sahne« der bewohnerorientierten Arbeit, während für pflegerische Mitarbeiter die Drecksarbeit verbleibe (»weiße Arbeit« hier, »braune Arbeit« dort!) Abgesehen davon, daß auch die hier beschriebene therapeutische Arbeit eine erhebliche psychische Anspannung verlangt, halten wir diese Gegenüberstellung für die Folge eines falschen pflegerischen Selbstverständnisses.

Fortschrittliche pflegerische Arbeit versteht sich selbst auf dem Hintergrund eines ganzheitlichen Ansatzes. Dies bedeutet nach unserem Verständnis: Ausgerichtet an den menschlichen Grundbedürfnissen und den Aktivitäten des täglichen Lebens, soll pflegerische Arbeit neben den körperlichen auch die psychischen und sozialen Belange des Pflegebedürftigen einbeziehen.

Häufig wird unter dem Schlagwort »Ganzheitlichkeit« aber eher verstanden, daß Pflegende letztlich für die Gesamtheit der Bedürfnisse von Pflegebedürftigen umfassend »zuständig« sind, ganz gleich, um welchen Lebensbereich es sich handelt. Diese »Zuständigkeit« würde sich dann etwa von der persönlichen Hygiene bis hin zur Frage nach dem Sinn des Lebens erstrecken. Gerade bei Dementen, die in nahezu allen Lebensbereichen Hilfe benötigen, müßte ein solcher Helfer geradezu allmächtig sein, um der Aufgabenstellung auch nur annähernd gerecht zu werden.

Nach unserem Verständnis bedeutet professionelle Pflege, daß die körperlichen Grundbedürfnisse des Kranken in umfassender und ganzheitlicher Art und Weise befriedigt werden. In der Art und Weise, wie Pflegende sich um menschliche Grundbedürfnisse kümmern, muß ihr Wissen um die sozialen und psychischen Belange des Patienten einfließen. Insbesondere in der gerontopsychiatrischen Arbeit erhält dabei die Lebensgeschichte des Patienten eine hohe Bedeutung und muß bei allen pflegerischen Maßnahmen Berücksichtigung finden.

Mit anderen Worten: Während der Inhalt pflegerischer Arbeit sich in erster Linie auf die körperlichen Grundbedürfnisse des Kranken bezieht, sollte *die Art und Weise*, in der dies geschieht, auf den Menschen als Person ganzheitlich eingehen. Gerade bei psychisch Kranken bedeutet dies, daß in der Gestaltung der pflegerischen Arbeit die Beziehung zum Pflegebedürftigen einen entscheidenden Stellenwert erhält. Diese Beziehung kommt zur Entfaltung in den Aktivitäten des täglichen Lebens, bei denen Pflegende den Pflegebedürftigen unterstützen.

Pflegerische Arbeit im gerontopsychiatrischen Feld könnte mit einer so verstandenen Aufgabenstellung eine zentrale Rolle in der Betreuung dementer alter Menschen spielen. Eine solche Abgrenzung von Aufgabenfeldern kann sowohl die Basis für eine eigene berufliche Identität sein, als auch Grundlage der Kooperation mit anderen Berufsgruppen. Sie würde auch die permanente Überforderung vermeiden, die aus der Illusion hervorgeht, für alle Bereiche des Lebens zuständig zu sein.

In unserer Arbeit entwickelten sich die Sitzungen des Gesamtteams zur entscheidenden Gelenkstelle zwischen Therapie und Pflege. Die Entwicklung der Teamarbeit sehen wir als einen parallel zur Gruppentherapie verlaufenden Lernprozeß aller Mitarbeiter. Trotz aller Schwierigkeiten kam es zur Entwicklung eines »Wir-Gefühls« als Team, die einherging mit einer zunehmenden Informationsvermittlung, Koordination und Kooperation bei den therapeutischen und pflegerischen Maßnahmen. Die Teams wurden zum Ort einer ganzheitlichen Betrachtungsweise der Patienten und zur entscheidenden Vermittlungsstelle für alle die Patienten betreffenden Interventionen.

Unser Arbeitsansatz hat langfristig auch Konsequenzen für die innere Struktur eines Pflegeheims. Der auf der Ebene der Patienten wie der Mitarbeiter gleichermaßen gültige soziotherapeutische Grundgedanke der Verstärkung der Eigenverantwortlichkeit *und* Kooperation stellt auch die klassische hierarchische Struktur in Frage. Selbstentfaltung und maximale Autonomie der Patienten benötigen einen eigenen Entscheidungsspielraum; auch kann das Team nur effektiv arbeiten, wenn seine Entscheidungsbefugnis und damit auch seine Verantwortung definiert sind. Entscheidungskompetenz sollte von den Spitzen der Hierarchie nach »unten«, d. h. auf immer mehr Mitarbeiter und in der Folge soweit als möglich auch auf die Heimbewohner verlagert werden. Dies bedeutet umgekehrt die Übernahme von Verantwortung durch Heimbewohner wie Mitarbeiter und zugleich die Abnahme der in der Hierarchie enthaltenen Schutzfunktion. Dies kann nur in einem langsamen Prozeß erfolgen, sollen die damit freigesetzten Ängste nicht zerstörerisch wirken.

Die Arbeit mit körperlich wie psychisch schwer Erkrankten und Sterbenden im Pflegeheim stellt eine Extremsituation dar. In dieser Extremsituation kann es weder für die Patienten noch für die Mitarbeiter darum gehen, eine Autonomie im Sinne von »allein machen« zu entfalten. Die Aufgabe des »Miteinander-reden-Lernens« ist vielmehr ein erster Schritt auf dem Weg zum gemeinsamen Handeln.

Anhang

Soziotherapie – Ein Überblick

Unser eigenes therapeutisches Konzept entstand nicht zuletzt aus der Auseinandersetzung mit anderen bisher praktizierten Arbeitsansätzen. Zahlreiche nicht-medikamentöse therapeutische Verfahren sind bisher bei dementiellen Erkrankungen erprobt worden. In unserem Zusammenhang sind vor allem jene Ansätze relevant, die sich unter dem Stichwort »Soziotherapie« fassen lassen. Das heißt, die Behandlung erfolgt vorwiegend in Gruppen und/oder hat als Ziel die Förderung der Fähigkeiten zur sozialen Interaktion. In das therapeutische Geschehen werden zumindest Teile des sozialen Umfeldes des Patienten einbezogen. In einigen Fällen ist die Gestaltung des Milieus selbst das wesentliche therapeutische Mittel.

Im folgenden versuchen wir eine überblicksartige Darstellung soziotherapeutischer Verfahren zu geben, die bisher bei dementiell Erkrankten eingesetzt wurden. Wir beschränken uns hier auf jene Verfahren, die speziell für regredierte und institutionalisierte Alterspatienten entwickelt worden sind. Überwiegend ergotherapeutische Ansätze sowie diverse Interessens- und Aktivitätsgruppen (Koch-Gruppen, Garten-Gruppen, Gruppe der Tierfreunde, Kunsttherapie etc.) bleiben für den Zweck unserer Darstellung außer Betracht.

Die hier verwendete Einteilung der Therapieformen unterscheidet die verschiedenen Verfahren nach der jeweiligen Zielrichtung, in der Veränderungen erreicht werden sollen:

Vorwiegend »*trainierende Verfahren*« – wie das Realitätsorientierungstraining oder die Verhaltenstherapie – versuchen, durch Anregung und Training bereits verlorengegangene Kompetenzen des Patienten wieder aufzubauen sowie einem weiteren Abbau vorzubeugen. Ansatzpunkt ist somit die Veränderung des Verhaltens des Patienten.

Als »*kompensierende Verfahren*« lassen sich verschiedene Ansätze kennzeichnen, die versuchen, durch die Gestaltung der Umwelt diese den vorhandenen Fähigkeiten des Kranken anzupassen.

Hierzu zählen prothetische Maßnahmen in der Gestaltung der räumlichen Umwelt, Hilfestellungen im zwischenmenschlichen Umgang ebenso wie tagesstrukturierende Angebote.

Als *»subjektorientierte Verfahren«* werden hier jene Vorgehensweisen bezeichnet, welche das subjektive Bild des Patienten von sich selbst in den Mittelpunkt stellen. Zu nennen sind hier z. B. die Selbstbildtherapie und Life-reminiscence-Ansätze.

a) Trainierende Verfahren

Die *Realitätsorientierungstherapie* wurde ursprünglich von *Folsom* 1959 entwickelt und später modifiziert (*Taulbee / Folsom* 1966). Sie ist speziell für institutionalisierte Patienten gedacht, die unter Gedächtnisverlust leiden, Verwirrtheitszustände zeigen, im Hinblick auf Zeit und Raum desorientiert sind. »Umfassend kann man mit Realitätsorientierung eine Behandlung bezeichnen, die die soziale Struktur einer institutionellen Umgebung so organisiert, daß die Bewohner ermuntert werden, sich in einer stärker orientierten Weise zu verhalten und ihren Verhaltensradius zu erweitern« (*Lehr* 1979, S. 25).

Die Realitätsorientierungstherapie (ROT) im engeren Sinn umfaßt drei Elemente: 1. Das sogenannte 24-Stunden-Programm, 2. die Gruppentherapie, 3. die Veränderung der Einstellungen von Mitarbeitern (*Folsom* 1968).

Im »24-Stunden-Programm« sollen vor allem die pflegerischen Mitarbeiter dem Patienten bei allen Verrichtungen Standard-Informationen geben, wie etwa: »Guten Morgen, Frau Müller, es ist heute Montag, jetzt ist es 8 Uhr und die Sonne scheint« (*Lehr* 1979, S. 25). In der Gruppentherapie werden diese Grundinformationen wiederholt und eingeübt, zusätzlich folgt eine Gruppendiskussion zu einem konkreten Thema, unterstützt durch Anschauungsmaterial. Die Veränderung der Einstellung von Mitarbeitern soll am Beginn des ROT-Programms stehen. Da Einstellungen und Erwartungen der Mitarbeiter entscheidend für den Therapieerfolg sind, sollen sie zur engagierten Mitarbeit gewonnen werden. Ihnen werden Informationen über die Therapie sowie konkrete Verhaltensanweisungen für den Umgang mit den Patienten (»24-Stunden-Programm«) gegeben. Zusätzlich soll das räumliche Umfeld so gestaltet werden, daß die Patienten sich besser orientieren können. Hierzu gehören Hinweisschilder, großformatige Kalender, Spiegel etc.

Realitätsorientierungstherapie wurde und wird in zahlreichen Varianten in Pflegeheimen sowie psychiatrischen Abteilungen bzw. Krankenhäusern durchgeführt. Auch wenn die Untersuchungsergebnisse selten in ausreichender Weise objektiviert wurden, läßt sich etwa folgendes feststellen: Bei ausreichender Abstimmung auf das Leistungsniveau des Patienten und bei Aufrechterhaltung des fortlaufenden Trainings sind die geübten Fertigkeiten in der Regel vom dementen Patienten reproduzierbar. Ein Transfer dieser Fertigkeiten im Sinne einer allgemeinen Hebung des kognitiven Niveaus oder von Verhaltensänderungen der Patienten können empirisch jedoch kaum nachgewiesen werden (*Greene* in *Hanley/Hodge* 1984, *Powel* et al. 1982, *Holden/Woods* 1982). Zahlreiche Autoren berichten allerdings von einer erheblichen Verbesserung der Stimmungslage und des Aktivitätsniveaus bei den beteiligten Patienten sowie von einer generellen Verbesserung der »Atmosphäre« in einer Station bzw. Institution (*Holden/Woods* 1982, *Loew* 1971).

Die verschiedenen Variationen in der bisherigen Durchführung des ROT haben gezeigt, daß wesentliche Effekte nur durch die Kombination aller genannten Elemente, also 24-Stunden-Programm, Gruppentherapie, Einstellungsänderung des Personals und räumliche Gestaltung zu erreichen sind (vgl. z. B. *Citrin/Dixon* 1977).

Als Modifizierung der Realitätsorientierungstherapie wurden verschiedene Ansätze erprobt, die in Zielsetzung und Methodik teilweise mit dem ROT übereinstimmen und auch mit diesem kombiniert werden. Hierzu gehören die Resensibilisierung, Remotivation, Revitalisierung. Sie sollen hier nur kurz erwähnt werden, eine ausführlichere Zusammenfassung findet sich bei *Lehr* (1979, S. 27ff.).

Unter *Resensibilisierung* wird die Anregung der Sinne verstanden. Sie wird durch akustische, optische, haptische, olfaktorische und gustatorische Reize erreicht. Die *Remotivation* zielt auf die Aktivierung des Patienten zu Gedanken, Plänen und Aktionen, die mit der realen Umwelt verknüpft sind. Erreicht werden soll dies vor allem durch das Erlebnis des »Angenommen-Seins« in einer Gruppe und die hierauf aufbauenden Gruppendiskussionen. Zum Teil wird unter Remotivation auch die fortgeschrittene Leistungsstufe im Realitätsorientierungstraining verstanden (*Holden / Woods* 1982). Die *Resozialisierung* setzt ihren Schwerpunkt auf die Förderung sozialer Interaktion. In therapeutischen Gruppen werden Diskussionen über allgemein interessierende Themen oder Alltagsereignisse angeregt, teilweise werden zur Förderung der sozialen Interaktion auch Verstärker im Sinne der Verhaltenstherapie eingesetzt. In diesen Rahmen lassen sich auch Maßnahmen der *Revitalisierung* einfügen, die auf Aktivierung durch Musik, Tanz und Bewegung ausgerichtet sind.

Ebenfalls in Maßnahmen der Milieutherapie integrierbar sind Verfahren aus dem Bereich der *Verhaltenstherapie*. Nahezu alle verhaltenstherapeutischen Standard-Interventionen sind – mit einigen Modifikationen – bisher auch im Bereich der Gerontologie eingesetzt worden (einen Überblick bieten *Junkers* 1981, *Gatterer* 1985). Es existieren auch einige Berichte über die Anwendung von Verhaltenstherapie in Pflegeheimen. Allerdings ist uns keine Untersuchung bekannt, die sich explizit auf den Kreis der desorientierten oder – noch spezifischer – der dementen Bewohner bezieht. Vermutlich aufgrund der spezifischen Ausrichtung verhaltenstherapeutischer Diagnostik werden in einigen Studien nur unpräzise Angaben über die Krankheitsbilder in der untersuchten Population gemacht, so daß deren Ergebnisse im Hinblick auf die Therapie dementiell Erkrankter nicht bewertet werden können (z. B. *McClannahan / Risley* 1975).

b) Kompensierende Verfahren

In zahlreichen alltäglichen Situationen sind der dementiell Erkrankte und seine Umwelt mit Problemen konfrontiert, die sich nicht im Sinne einer Besserung oder Beseitigung des Defizits selbst bewältigen lassen. Zahlreiche Schwierigkeiten können nicht grundsätzlich gelöst, wohl aber kann der Umgang mit ihnen entscheidend verändert werden.

Hier sind zunächst *prothetische Maßnahmen* zu erwähnen, welche die Anpassung des räumlichen Umfeldes an die jeweils spezifische Behinderung zum Ziel haben. Dazu gehören z. B. die im Rahmen der Realitätsorientierungstherapie geforderten Hinweisschilder etc., aber auch Sicherungsmaßnahmen an unfallträchtigen Gefahrenpunkten (Herd, Elektrogeräte etc.). Weitere, elaborierte prothetische Maßnahmen, wie sie seitens der Ergotherapie praktiziert werden, kommen speziell für den Kreis der dementiell Erkrankten meist nicht in Frage, da der Umgang mit ihnen jeweils neu erlernt werden muß, wozu der Kranke in der Regel nicht mehr in der Lage ist (vgl. Lehr 1979, S. 41 f. zu weiteren derartigen Strategien des »Managements von Problemsituationen« bei diversen Behinderungen).

In der *Milieutherapie*, wie sie Lehr (1979, S. 34) für den Bereich der Gerontologie definiert, werden prothetische Maßnahmen, welche die Fortbewegungsmöglichkeiten fördern, erleichternde Maßnahmen für eine größtmögliche Selbstversorgung der Patienten sowie räumliche Arrangements zur Förderung der sozialen Interaktion mit den im vorstehenden Abschnitt beschriebenen Interventionen aus dem Bereich der Realitätsorientierungstherapie kombiniert.

In den letzten Jahren ist in gerontopsychiatrischen Kliniken und Pflegeheimen mit der Einführung einer »Tagesbetreuung« für desorientierte Patienten ein spezielles Angebot für diese Personengruppe geschaffen worden. Diese Ansätze werden zur Zeit in unterschiedlichen Varianten erprobt, etwa unter der Bezeichnung »aktivierende Station« (vgl. Göschel, Lucke 1990) oder tagesstrukturierende Betreuung (Struwe 1989). Desorientierte Patienten werden in separaten, überschaubaren Räumlichkeiten während des Tages betreut und zu verschiedenen Alltagsaktivitäten angeregt und angeleitet: hauswirtschaftliche Arbeiten, wie z. B. Tischdecken oder Spülen, Singen und Musizieren, Gymnastik; aber auch Spaziergänge und Ausflüge außer Haus.

Vor allem auf Probleme im täglichen Umgang mit dementen Patienten zielen die Empfehlungen von *Mace* und *Rabins* (1986). Sie geben zahlreiche Tips und Hinweise, die das Miteinanderleben wesentlich erleichtern können. So sollen krisenhafte Zuspitzungen oder aggressive Auseinandersetzungen weitgehend vermieden und ein der Krankheit angepaßter Interaktionsstil praktiziert werden. Dies kann z. B. geschehen durch die Verwendung von kurzen Worten und einfachen Sätzen, durch das Ausschalten von Ablenkungen,

Sprechen mit tiefer (= beruhigender) anstatt hoher (= aggressiver) Stimme, durch langsames Sprechen und die Beachtung der eigenen Körpersprache. Spezifische Defizite des Kranken sollen kompensiert werden, indem der Gesprächspartner beispielsweise bei Wortfindungsstörungen das fehlende Wort nach Möglichkeit selber sagt, anstatt – für den Kranken frustrierend – darauf zu warten, daß dieser es eigenständig findet.

Es handelt sich auch hier nicht um therapeutische Zielsetzungen im engeren Sinne des Wortes, die ja auf eine Verbesserung des defizitären Verhaltens selbst zielen müßten, vielmehr – unter Anerkennung der Irreversibilität des Krankheitsprozesses – um den Versuch der Kompensation von Defiziten auch im interpersonalen Bereich.

Einen ähnlichen Ansatz verfolgt das Verfahren der *»basalen Interaktion«* (*Grond* 1986, *Mall* 1984), das vor allem für schwerste Fälle dementieller Erkrankung geeignet erscheint. Hierbei ist es Aufgabe des Therapeuten, sich ganz auf die Kommunikationsmöglichkeit des Behinderten einzustellen. Es handelt sich um einen Weg der Kontaktaufnahme zu schwerstgestörten Patienten, der erst neuerdings auch im gerontopsychiatrischen Feld diskutiert wird. Die Vorgehensweise wurde ursprünglich von *Welch* für autistische Kinder entwickelt (in *Tinbergen* 1984) und in abgewandelter Form in der Arbeit mit geistig Behinderten eingesetzt. Während üblicherweise Blickkontakt, Sprache, Mimik und Gestik im Mittelpunkt von Interaktionen stehen, ist der geistig Behinderte eher über den Atemrhythmus, seine Lautäußerungen, über Berührung und Bewegung zu erreichen. *Grond* (1984) nennt für verwirrte Pflegeheimbewohner allerdings auch den Blickkontakt als intensiv erlebtes Komunikationsmedium. Bei der basalen Kommunikation wird in 10- bis 20minütigen Sitzungen zwischen Betreuer und Patient in einem geschützten Rahmen eine kommunikative Situation hergestellt, in welcher der Betreuer sich in den Atemrhythmus des Patienten einfühlt, behutsam Körperkontakt aufnimmt, mit dem Patienten vorsichtig kreisende Bewegungen ausführt etc. Das Sprechen spielt in dieser Situation allenfalls eine untergeordnete Rolle, zentral ist der averbale Kontakt. Eine derartige Kontaktaufnahme kann in abgewandelter Form auch in Alltagssituationen vom Betreuer bewußt hergestellt werden.

Selbstverständlich besteht ein fließender Übergang zwischen den hier beschriebenen eher kompensatorischen und den vorstehend dargestellten trainierenden Verfahren. Das zeigt die Kombination beider Ansätze in der Milieutherapie und wird auch am Beispiel der Realitätsorientierungstherapie deutlich, die immer auch die Verwendung »prothetisch« wirkender Hinweisschilder und anderer Hilfsmittel einschließt.

Derartige Maßnahmen der räumlichen Gestaltung können grundsätzlich sowohl trainierenden als auch prothetischen Charakter haben. Einerseits erleichtern und fördern sie beispielsweise orientierteres Verhalten, andererseits kompensieren sie (»prothetisch«) Defizite dort, wo der Erkrankte sonst überfordert wäre.

Die kompensatorischen Ansätze zeichnen sich dadurch aus, daß problematische Situationen und Konflikte durch die Gestaltung der Umwelt und die Anpassung des Betreuerverhaltens vermieden werden sollen. Indirekt kann diese Verhinderung problematischer Situationen natürlich auch der Erweiterung des Verhaltensspektrums des Erkrankten dienen. Somit führen die kompensierenden Verfahren potentiell ebenfalls zu Verhaltensänderungen beim dementen Patienten, auch wenn nicht von einem Training im engeren Sinn gesprochen werden kann.

c) Subjektorientierte Verfahren

Die Beeinflussung des Selbstbildes alter Menschen ist, explizit oder implizit, Bestandteil interventionsgerontologischer Ansätze. »Die meisten Interventionstechniken – sowohl im gruppentherapeutischen Ansatz wie auch im individuellen Ansatz – haben das Ziel einer Hilfe zum Selbstverständnis, eine Korrektur der Einstellung zu sich selbst, der Selbsteinschätzung. Diese Selbsteinschätzung bestimmt weitgehend das psychophysische Wohlbefinden im höheren Erwachsenenalter, zumal von hier einerseits Ausstrahlungseffekte auf die Art und Weise sozialer Bezüge ausgehen – und andererseits das Erleben sozialer Bezüge gleichsam wie in einem Kreisprozeß Rückwirkungen auf das Selbstbild und das Wohlbefinden hat« (*Lehr* 1979, S. 31).

Lehr führt in diesem Zusammenhang ein von *Salter* und *Salter* (1975) durchgeführtes individualisiertes Aktivierungsprogramm für desorientierte Patienten an. Durch Realitätsorientierung, Aktivitäten des täglichen Lebens (»ADL« – activities of daily living), Freizeitaktivitäten und eine stimulierende Umgebung konnten – bei zunehmender Teilnahmefrequenz – deutliche Verbesserungen in der Orientierung und in der Interaktion untereinander, im Gehen, im Sprechen, beim Anziehen und im Bereich der Inkontinenz erreicht werden. Dies impliziert nach *Lehr* auch eine deutliche Verbesserung des Selbstbildes.

Berichte über Selbstbildtherapie bei dementen Patienten, welche die Beeinflussung des Selbstbildes ausdrücklich zum Fokus ihrer Interventionen wählt, sind bisher nach unserem Wissen nicht publiziert worden. Die bisher in der Gerontologie bekannten und im stationären Bereich verwendeten Verfahren beziehen sich zum einen auf die Anwendung in der Krisenintervention (*Oberleder* nach *Lehr* 1979, S. 31/32), zum anderen auf die Behandlung depressiver und/oder körperlich stark behinderter Patienten (Power/Barus/Johnston, nach *Lehr* 1979, S. 32).

Ausdrücklich auf die subjektive Sicht des Menschen von sich selbst bezieht sich der Ansatz des »Life-reminiscence« bzw. »Life-review«. *Butler* (1963, 1980) vertritt die Auffassung, daß die Lebensrückschau ein universell vorkommender Prozeß ist, in dem Menschen ihr bisheriges Leben erinnern, in dem wiederbelebte Erfahrungen neu bewertet und integriert werden können. Das verstärkte Auftreten solcher Erinnerungen an die eigene Biographie findet sich nach *Butler* vor allem bei zunehmendem Gewahrwerden des nahenden Todes. Die Lebensrückschau dient angesichts existentieller Bedrohung als Möglichkeit zur Aufrechterhaltung und Reorganisation des Bewußtseins der eigenen Identität.

Vielfach werden mit alten Menschen »Life-review«-Gruppen durchgeführt, in denen der Prozeß der Rückschau aktiv gefördert wird (eine Übersicht bietet *Molinari/Reichlin* 1984–85). Bisher liegen aber nur relativ wenige Berichte über entsprechende Gruppen mit dementen Patienten vor (*Kiernat* 1979, *Matthews/Kemp* 1979, *Holden/Woods* 1982, S. 49f.).

Kiernat präsentierte den in Kleingruppen zusammengefaßten dementen Patienten Anschauungsmaterial, das sich in chronologischer Reihenfolge auf Ereignisse und Gegebenheiten aus der Kindheit der Patienten bis hin zur Gegenwart bezog. Positive Äußerungen wie Erinnerungen an Erfolge oder frohe Ereignisse wurden von den Gruppenleitern verstärkt. Anekdotische Berichte aus den Gruppensitzungen ergeben ein positives Bild gesteigerter Aufmerksamkeit und gesteigerter sozialer Interaktion. Die ebenfalls angewendeten Rating-Skalen bildeten diese Veränderungen allerdings nicht ab.

Ein ähnliches Bild bieten die Resultate anderer Untersuchungen. Es wird die Abnahme von Apathie und unerwünschtem sozialen Verhalten sowie die Zunahme aktiv-zielgerichteter Verhaltensweisen berichtet. Diese klinisch beobachteten Ergebnisse sind aber z. T. nur Trends ohne Signifikanz in der empirisch-statistischen Überprüfung (*Harvey/Kinsman* nach *Holden/Woods* 1982, S. 49), oder sie können nicht eindeutig auf die Verwendung des Erinnerungen fördernden Materials zurückgeführt werden (*Matthews/Kemp* 1979). Übereinstimmend berichten allerdings die genannten Studien, daß sich die Life-reminiscence-Interventionen fördernd auf die Interaktion von Mitarbeitern und Patienten ausgewirkt haben.

Holden und *Woods* (1982, S. 50) kommen in ihrer Übersicht über Verfahren psychologischer Intervention bei verwirrten Alterspatienten zu der Schlußfolgerung, daß die systematische Förderung und Nutzung der Lebenserinnerungen dementer Patienten einen vielversprechenden Weg für weitere Untersuchungen eröffnet.

d) Soziotherapie bei dementen Pflegeheimbewohnern Kritik und Schlußfolgerungen

Die dargestellten Verfahren aus dem Bereich der Soziotherapie entspringen größtenteils praktischen Versuchen zur Bewältigung der Probleme im Umgang mit verwirrten Pflegeheimbewohnern. Diese pragmatische Vorgehensweise beruht nicht nur auf unzulänglichen theoretischen Begründungen, sondern führt auch – wie zu zeigen sein wird – zu einer unzulänglichen therapeutischen Praxis. Einige dieser Ansätze sind überdies schon älteren Datums, so daß sich die Ausgangsbedingungen sowohl hinsichtlich der Patientenstruktur als auch hinsichtlich der Mitarbeiterstruktur mittlerweile verändert haben. Aus der kritischen Würdigung der hier entstehenden Probleme sollen im folgenden Schlußfolgerungen für einen verbesserten therapeutischen Ansatz gezogen werden.

Auf die längste Tradition und die weiteste Verbreitung können sich Verfahren aus dem Spektrum der Realitätsorientierungstherapie berufen. Ungeachtet von Variationen in der Durchführung besteht das ROT, wie ausgeführt, im wesentlichen aus den drei Elementen 24-Stunden-Programm, Einstellungsänderung der Mitarbeiter, Gruppentherapie. Diese verschiedenen Elemente sollen hier kritisch bewertet werden.

Das 24-Stunden-Programm gibt dem Pflegepersonal konkrete Handlungsanweisungen, Standardinformationen sollen bei jeder sich bietenden Gelegenheit wiederholt werden. Es bestehen allerdings erhebliche Zweifel, daß derartige Anweisungen tatsächlich in die Praxis umgesetzt werden (*Greene* in *Hanley/Hodge* 1984, *Hanley* et al. 1981). Tatsächlich erscheint ein solches Verhalten als sehr schablonenhaft, so daß der Informationswert für den Patienten in Frage gestellt werden muß (vgl. *Rasehorn*, *Weitzel-Polzer* 1986). Entscheidend ist aus unserer Sicht, inwieweit zwischen pflegerischen Mitarbeitern und verwirrten Patienten ein lebendiger Kontakt zustande kommt, ein verbaler oder nonverbaler Dialog. Aus der Kommunikationspsychologie (*Watzlawick* 1974) ist bekannt, daß jede Interaktion außer dem Informations- auch einen Beziehungsaspekt hat. Dieser Beziehungsaspekt macht wesentlich die emotionale Qualität und damit die Lebendigkeit von Interaktionen aus. Die Verwendung von Sprachschablonen läuft Gefahr, hiervon zu abstrahieren. Demgegenüber muß Pflege, die als Beziehungspflege verstanden wird (*Grond* 1984), ihr ganz besonderes Augenmerk auf die – auch emotionale – Qualität der Beziehungen zwischen Pflegemitarbeitern und Bewohnern legen.

Erhebliche Einwände lassen sich auch gegen das systematische Training kognitiver Inhalte in einer Gruppe anführen. Zunächst sind ethische Bedenken zu nennen. Der alte Mensch wird in eine Art Schulsituation gebracht, in der nach Gutdünken des Gruppenleiters bestimmte einfache Sachverhalte gelehrt werden. Es ist u. E. zu fragen, inwieweit es der Würde und Integrität eines Menschen am Ende seines Lebenszyklus entspricht, erneut die Rolle des unmündigen Schülers einzunehmen. Unseres Erachtens würde ein Training, das diesen Namen tatsächlich verdient, ständige Übergriffe des Trainers auf die Autonomie der Patienten erforderlich machen. In diesem Zusammenhang ist auch zu fragen, inwieweit die trainierten Inhalte – ähnlich wie im 24-Stunden-Programm – für den alten Menschen tatsächlich relevant sind.

Betrachtet man die historische Entstehung des Realitätsorientierungstrainings, so sind die Grundannahmen von *Folsom* (1968) zu berücksichtigen. Er geht davon aus, daß die Verwirrtheit seiner Alterspatienten auf den Zerfall familiärer Strukturen und den daraus resultierenden Umzug ins Pflegeheim zurückzuführen sei (*Folsom* 1968, S. 291). Inwieweit bei Folsoms Patienten tatsächlich eine situative Überforderung zu Verwirrtheitsreaktionen geführt hat, kann hier nicht beurteilt werden. Festzuhalten ist aber, daß nach dem heutigen Wissensstand vor allem umschreibbare und diagnostizierbare organische Krankheitsbilder der chronischen Verwirrtheit zugrunde liegen. Unter dieser Voraussetzung müssen sich die Erwartungen an eine Trainierbarkeit geistiger Fähigkeiten wesentlich relativieren.

Die bisherigen Ergebnisse bei der empirischen Überprüfung der Erfolge des ROT bestätigen diese Skepsis (vgl. auch *Reisberg* 1986). Begrenzte Veränderungen im kognitiven Bereich lassen sich insoweit feststellen, als trainierte Inhalte bei Aufrechterhaltung des fortlaufenden Trainings und optimaler Abstimmung auf das Leistungsniveau vom Patienten reproduziert werden können (*Citrin / Dixon* 1977, *Powel-Proctor / Miller* 1982). Die trainierten kognitiven Inhalte können vom dementen Patienten allerdings nicht generalisiert werden, was bedeutet, daß sie außerhalb der Trainingssituation nicht verfügbar sind (*Holden / Woods* 1982). Die meßbaren Effekte verschwinden nach Beendigung des Trainingszeitraums (*Barnes* 1974). Veränderungen im Verhalten der Patienten können empirisch kaum nachgewiesen werden (*Holden / Woods* 1982, *Powel-Proctor / Miller* 1982, *Greene* in *Hanley / Hodge* 1984). Dies läßt unter ökonomischem Aspekt auch die Frage berechtigt erscheinen, inwieweit der erhebliche Aufwand überhaupt zu rechtfertigen ist.

Negative Effekte (gemessen mit dem »life-satisfaction-index«) werden von *MacDonald* (1978) berichtet. Die dort beteiligten Patienten bezeichneten das Realitätsorientierungstraining als »langweilig« und »nutzlos«. Dies kann als Hinweis darauf aufgefaßt werden, daß die geforderten Leistungen unter dem kognitiven Niveau der betreffenden Patienten lagen, eine optimale Abstimmung des Anforderungsniveaus also schon im Hinblick auf die Akzeptanz durch die Patienten unabdingbar ist.

Ein weiterer Einwand bezieht sich auf das Alter der betroffenen Patienten. Folsoms Patienten waren größtenteils »über 60«, zahlreiche andere Studien befaßten sich ebenfalls mit vergleichsweise »jungen Alten«, größtenteils im Alter zwischen 60 und 75 Jahren. Es erscheint fraglich, ob die dort berichteten (und oft nur wenig objektivierten) Erfolge sich auf heutige Pflegeheimpatienten mit einem Durchschnittsalter von ca. 84 Jahren und dementsprechender Multimorbidität übertragen lassen. Eine Studie von *Letcher* und *Peterson* (1974) mit hochbetagten Patienten erbrachte tatsächlich keine Veränderungen durch kognitives Training.

Die hier angeführten zahlreichen Bedenken und Einschränkungen hinsichtlich der Anwendung des ROT stehen in einem auffälligen Kontrast zu den subjektiven Einschätzungen zahlreicher Autoren. Häufig wird von einer erheblichen Verbesserung der Stimmungslage und des Aktivitätsniveaus bei den beteiligten Patienten sowie von einer generellen Verbesserung der »Atmosphäre« einer Station oder einer Institution berichtet. Dieser Effekt sollte – auch wenn er kaum ausreichend objektiviert ist – nicht außer acht gelassen werden. Holden und Woods betrachten derartige Veränderungen sogar als den Haupteffekt des ROT: »with ROT the whole ethos of the institution may have to change« (*Holden / Woods* 1982, S. 94). Aus der Geringfügigkeit von Effekten im Bereich des kognitiven Trainings folgern sie andererseits, daß konsequenterweise die sozialen Aspekte bei der Gruppentherapie im Vordergrund stehen sollten: »our preference is to emphasize the social aspects of the session« (ebd., S. 172).

Über eine Variante der Verknüpfung von Trainingsinhalten und sozial stabilisierenden Interventionen wird auch von *Rasehorn* (1988) und *Weitzel-Polzer* (1986) berichtet. Ziel ihrer »psychosozialen Therapie« ist »die Vermittlung positiver Erfahrungen in der Auseinandersetzung mit der Umwelt, die Stärkung des Selbstvertrauens und die Hebung des Wohlbefindens. Diese psychische Stützung erfolgt über die Reaktivierung und Förderung von Fähigkeiten, die für das Verständnis der eigenen Situation, für eine zumindest partielle Reorientierung und das Zusammenleben mit anderen Bewohnern benötigt werden« (*Rasehorn* 1988, S. 16).

Hier findet eine deutliche Relativierung des aus dem ROT stammenden klassischen Trainingsansatzes statt. Tatsächlich konstatiert auch *Rasehorn*: »Gedächtnisverluste und Desorientiertheit konnten... nur in Teilbereichen beeinflußt werden« (ebd., S. 17). Erfolge liegen eher in einer verbesserten psychischen Stabilisierung und besserer Akzeptanz der vorhandenen Defizite. Wenn dies so ist, bleibt allerdings unverständlich, wieso in den Gruppentherapien dennoch »Übungen« mit spielerischem Charakter im Vordergrund stehen. Die sehr anschaulich geschilderten »beispielhaften Gruppenstunden« (*Brühl, Rasehorn* 1988) machen deutlich, daß die Patienten die gestellten Aufgaben überwiegend nicht lösen konnten. Wenn dennoch eine »psychische Stabilisierung« beobachtet wird, so kann dies doch wohl kaum auf die unbewältigten Trainingsaufgaben zurückgeführt werden. Es scheint vielmehr, daß es den Therapeuten trotz der objektiven Überforderung gelingt, subjektive Mißerfolgserlebnisse der Patienten weitgehend zu vermeiden. Tatsächlich gehört es in diesem Konzept zur therapeutischen Strategie, die Patienten ihr objektives Versagen nicht spüren zu lassen: »Mißerfolge werden überspielt, ohne deswegen die Anforderungen an die Teilnehmer zu reduzieren« (*Rasehorn, Weitzel-Polzer* 1986, S. 117).

Die berichtete »psychische Stabilisierung« und die »Stärkung des Selbstvertrauens« entstehen demnach eher als Reaktion auf die Erwartungen und das entgegenkommende Verhalten des Therapeuten, als aufgrund tatsächlicher Orientierungsleistungen. Demnach wäre es die Realisierung der therapeutischen Grundhaltung, also vor allem die Vermittlung des Gefühls der Wertschätzung durch die Therapeuten sowie deren positive Erwartungshaltung, die therapeutisch wirksam sind (zur therapeutischen Grundhaltung und ihren Effekten vgl. z. B. *Dörner/Ploog* 1984, *Rogers* 1973).

Nicht außer acht gelassen werden darf überdies die Erfahrung des Angenommen-Seins in einer Bezugsgruppe. In der stabilen Kleingruppe werden auch für demente Patienten Beziehungen in Interaktionen erlebbar. Die Gruppenerfahrung selbst wird damit, weitgehend unabhängig von der inhaltlichen Gestaltung von Gruppensitzungen, zum wirksamen therapeutischen Mittel.

Zusammenfassend läßt sich folgern, daß die Realitätsorientierungstherapie eine durchaus wirksame Therapieform für verwirrte Alterspatienten darstellen kann. Ihre Effekte liegen allerdings nur zum geringsten Teil in der – ursprünglich angestrebten – Steigerung der kognitiven Leistungsfähigkeit. Vielmehr scheinen eher unspezifische Variablen des Verhaltens von Pflegern und Therapeuten sowie der Gruppenerfahrung eine psychische Stabilisierung des Patienten zu bewirken. In Übereinstimmung mit den allgemeinen Ergebnissen der Psychotherapieforschung ist zu vermuten, daß auch bei dementen Pflegeheimbewohnern das Klima der Akzeptanz, der positiven Wertschätzung und der positiven Erwartungshaltung der Therapeuten wie des sozialen Umfelds das wesentliche therapeutische Agens darstellt. Legt man diesen Gedankengang zugrunde, so läßt sich folgern, daß unter Verzicht auf den Umweg des Trainings und bei Konzentration auf das interpersonale Geschehen Ziele wie »psychische Stabilisierung« oder »psychophysisches Wohlbefinden« in verbesserter Weise erreicht werden können.

Wesentlich unproblematischer als die Verfahren des ROT stellen sich u. E. die verschiedenen kompensatorischen Ansätze im Umgang mit verwirrten Alterspatienten dar. Begrenzungen sind hier in zweierlei Richtung zu sehen. Zum einen müssen die Hilfsmaßnahmen natürlich auf die Fähigkeiten des Patienten abgestimmt sein. Hinweisschilder dürfen beispielsweise nicht zu komplex gestaltet werden, da der Patient sie sonst oft nicht mehr nutzen kann. Wesentlich gewichtiger erscheint aber ein zweiter Einwand: Prothetische Maßnahmen sowie kompensatorisch wirkende Verhaltensweisen der Betreuer können auch zu einer Überversorgung führen, wobei dem Patienten Aufgaben abgenommen werden, die er noch hätte bewältigen können. Dies kann einhergehen mit einer eher negativen Erwartungshaltung der Betreuer, wobei vom Patienten selbst keine Eigenleistung mehr gefordert wird. Der Teufelskreis von negativer Erwartung der Umgebung und dementsprechender Beeinflussung von Selbstbild und Verhalten des alten Menschen ist hinreichend bekannt (vgl. z. B. *Lehr* 1979b). Wem nichts mehr zugetraut wird, der gibt – gerade im institutionellen Rahmen – allzu leicht die Verantwortung für das eigene Leben an vermeintlich Kompetentere ab und nimmt somit selbst eine passive Rolle ein. Diesem Risiko kann nur durch eingehende Reflexion und Überprüfung der im Einzelfall durchgeführten kompensatorischen Interventionen begegnet werden.

Zunehmende Aufmerksamkeit finden in den letzten Jahren die

verschiedenen Varianten der »Tagesbetreuung«. Obwohl kontrollierte Untersuchungen ausstehen, ergeben bisherige Erfahrungsberichte das überwiegend positive Bild einer gelungenen Aktivierung desorientierter Patienten. Sie eignet sich eventuell auch als Rahmenkonzept, innerhalb dessen zahlreiche unterschiedliche Einzelmaßnahmen durchgeführt werden können.

Es gibt bisher nur wenige Untersuchungen zu subjektorientierten Verfahren, bei denen das Selbstbild dementer Pflegeheimbewohner explizit im Mittelpunkt des Interesses steht. In erster Linie handelt es sich um die oben zitierten Studien zum Life-review-Ansatz. Wenn allerdings – wie in der oben skizzierten Studie von *Kiernat* (1979) – die Präsentation vergangenheitsbezogener Materialien nur unter der Vorgabe erfolgt, daß die Gruppenleiter ausschließlich positive Erinnerungen verstärken sollen, dann kann von einem Prozeß des »life-review« im Sinne von *Butler* (1963) nicht gesprochen werden. Gerade die Bewältigung und Integration auch negativer Erfahrungen ist nach Butler wesentlicher Bestandteil einer Lebensrückschau, die eine »Reorganisation der Persönlichkeit« (ebd.) ermöglicht. Insofern stehen Ansätze des life-review gerade in bezug auf demente Personen in der Gefahr, im Bereich der fröhlichen Erinnerungen und Anekdoten aus einer vermeintlich besseren Zeit zu verbleiben. Dies würde allerdings auf ein grobes Mißverständnis des Begriffs der Lebenszufriedenheit hinauslaufen, der zum einen keineswegs auf die Abkehr von der Gegenwart zielt, zum anderen auch nicht mit der Konstruktion einer »heilen Welt« verwechselt werden darf. Wenngleich das vielgebrauchte Konstrukt der Lebenszufriedenheit (bzw. des subjektiven Wohlbefindens) bisher keineswegs als ausreichend expliziert gelten kann, ist doch festzuhalten, daß Zufriedenheit als »das subjektive Abwägen positiver und negativer Lebensbedingungen« (*Mayring* 1987, S. 372) definiert werden kann (»Zweikomponentenansatz des Wohlbefindens«). Lebenszufriedenheit kann insofern potentiell nur über die Auseinandersetzung mit den eigenen positiven *und* negativen Lebenserfahrungen entstehen. Dies schließt die Vergangenheit ebenso ein wie die gegenwärtige Lebenssituation und die Antizipation der Zukunft. Speziell beim dementen Patienten kann es sich hier aufgrund seiner eingeschränkten kognitiven Kapazitäten natürlich nicht um einen systematischen Reflexionsprozeß handeln. Eher können es bruchstückhafte gedankliche Fragmente sein, die in einem spezifischen therapeutischen Rahmen die Auseinandersetzung mit der eigenen Lebenssituation zum Inhalt haben. Dabei ist allerdings das Konzept der »Lebenszufriedenheit« prinzipiell wenig geeignet als Erfolgsmaßstab für die Therapie dementiell Erkrankter, vor allem deshalb nicht, weil die praktische Bestimmung dessen, was Lebenszufriedenheit ausmacht, bei dementen Patienten methodisch nahezu unmöglich ist. So können z. B. die ansonsten üblicherweise benutzten Skalen zum subjektiven Wohlbefinden für diesen Personenkreis keine Verwendung finden.

Die hier angedeutete Kritik der bisherigen therapeutischen Ansätze schließt bereits einige Hinweise auf die Konsequenzen für unsere eigene Vorgehensweise ein. Wir haben sie in Abgrenzung zu trainierenden Verfahren und als Weiterentwicklung subjektorientierter Verfahren im Hinblick auf die spezielle Situation dementer Pflegeheimbewohner entwickelt.

Literaturverzeichnis

Arbeitsgemeinschaft für Methodik und Dokumentation in der Psychiatrie (Hg.): CIPS – Collegium Internationalae Psychiatriae Scalarum / Internationale Skalen für Psychiatrie. Weinheim 1981

Argelander, H.: Konkrete Seelsorge. Balint-Gruppen mit Theologen im Sigmund-Freud-Institut. Stuttgart 1973

Argelander, H.: Balintgruppen. In: Psychologie des 20. Jahrhunderts, Bd. I, München 1979, 822–829

Assfalg, R.: Aspekte der Teamarbeit. Gruppenpsychotherapie und Gruppendynamik 17, 3–18 (1981)

Balint, M.: Der Arzt, sein Patient und seine Krankheit. Stuttgart 1968

Barnes, J. A.: Effects of Reality Orientation Classroom on Memory Loss, Confusion and Disorientation in Geriatric Patients. Gerontologist 14, 138–142 (1974)

Battegay, R.: Möglichkeiten, Grenzen und Gefahren der Gruppenpsychotherapie. Gruppenpsychotherapie und Gruppendynamik 7, 115–131 (1973)

Bickel, H., und *Jaeger, J.:* Die Inanspruchnahme von Heimen im Alter. Zeitschrift für Gerontologie Heft 1, Bd. 15, 31–39 (1986)

Bircher, M. L., Six, P., Steiner-König, U., und *Keller, W.:* Gruppenpsychotherapie mit Patienten im höheren und hohen Lebensalter – Erfahrungen an einer geriatrischen Klinik. Gruppenpsychotherapie und Gruppendynamik 14, 326–374 (1979)

Brühl, C., Raseborn, H.: Beispielhafte Gruppenstunden. Altenpflege 18, 1 (1988)

Butler, R. N.: The Life Review – an Interpretation of Reminiscence in the Aged. Psychiatry 26, 65–76 (1963)

Butler, R. N.: Die Lebensrückschau: Eine Interpretation der Erinnerung beim alten Menschen. Integrative Therapie 2/3, 141–156 (1980)

CIPS: s. *Arbeitsgemeinschaft für Methodik und Dokumentation in der Psychiatrie* (Hg.) 1981

Citrin, R. S., und *Dixon, D. N.:* Reality Orientation. A Milieu Therapy used in an Institution for the Aged. The Gerontologist 17, 1, 39–43 (1977)

Cooper, B., Mahnkopf, B., und *Bickel, H.:* Psychische Erkrankung und soziale Isolation bei älteren Heimbewohnern: Eine Vergleichsstudie. Z. f. Gerontologie 17, 117–125 (1984)

Deutscher Verein für öffentliche und private Fürsorge (Hg.): Nomenklatur von Einrichtungen in der Altenhilfe. Frankfurt am Main 1979

Dörner, K., und *Ploog, U.:* Irren ist menschlich. Bonn 1984
Erzigkeit, H.: Manual zum SKT, Formen A–E. Ebersberg 1986
Fischer, L: Aggressivität als Daseinstechnik in Altenpflegeheimen. Z.f. Gerontologie 14, 459–468, 1981
Folsom, J. C.: Reality Orientation for the Elderly Mental Patient. J. of Geriatric Psychology I, 291–307 (1968)
Funk, L.: Hilfsbedürftigkeit und Helfende – Konflikte der helfenden Beziehung in sozialen Institutionen am Beispiel des Alten- und Pflegeheims. Dissertation, Freiburg 1983
Gatterer, G.: Verhaltenstherapie bei Patienten im höheren Lebensalter. Verhaltensmodifikation 6, 1, 20–35 (1985)
Göschel, I., Lucker, Ch.: Sperrt uns nicht ein. Erfahrungsbericht aus einem Pflegeheim. Vincentz, Hannover 1990
Greene, J. G.: The Evaluation of Reality Orientation. In: *Hanley, I. G.* und *Hodge, J.:* Psychological Approaches to the Care of the Elderly. Edinburgh 1984, S. 192–212
Grond, E.: Praxis der psychischen Altenpflege. München 1983
Grond, E.: Die Pflege verwirrter alter Menschen. Freiburg 1985
Grond, E.: Förderpflege. Altenpflege 10, 651–654 (1986)
Grotjahn, M.: Analytische Psychotherapie bei älteren Patienten. In: *Petzold, H.*, und *Bubolz, E.:* Psychotherapie mit alten Menschen. Paderborn 1979
Gutzmann, H.: Möglichkeiten der Therapie bei dementiell erkrankten älteren Menschen. In: *Schmidt, R.* und *Stephan, R.* (Hg.): Der dementiell erkrankte ältere Mensch. Berlin 1984, 23–33
Hachinski, V. C., Cassen, N. A., und *Marshall, J.:* Multi-infarct Dementia. A cause of mental deterioration in the elderly. Lancet, July 27, 207–210 (1974)
Hachinski, V. C., Iliff, L. D., Zilhka, E., Du Boulay, G. H. et al.: Cerebral Blood Flow in Dementia. Arch. Neurol. 32, 632–637 (1975)
Hanley, I. G.: Theoretical and practical Considerations in Reality Orientation with the Elderly. In: *Hanley, I. G.* und *Hodge, J.:* Psychological Approaches to the Care of the Elderly. Edinburgh 1984, S. 164–191
Heigl-Evers, A.: Was ist Gruppenpsychotherapie? Prinzipien der Psychotherapie in Gruppen. Praxis der Psychotherapie 23, 53–62 (1978)
Heigl-Evers, A., und *Heigl, F.:* Gruppentherapie: Interaktionell – tiefenpsychologisch fundiert – psychoanalytisch. Gruppenpsychotherapie und Gruppendynamik 7, 132–157 (1973)
Heim, E.: Praxis der Milieutherapie. Berlin 1985
Hinze, E.: Zur Therapie älterer Patienten. Psyche 41, 3, 238–253 (1987)
Hirsch, R. D.: Balint-Gruppenarbeit in der Altenhilfe. Vorgestellt – Informationen über Dienste in der Altenhilfe. KDA, Folge 34, Okt. 1986
Hirsch, R. D.: Doppelfunktion für den Nervenarzt. Altenpflege 6, 400–402 (1988)

Holden, U. und *Woods, R. T.:* Reality Orientation. Edinburgh 1982
Junkers, G: Verhaltenstherapie mit älteren Menschen. Z. f. Gerontologie 14, 4–21 (1981)
KDA: Kuratorium Deutsche Altershilfe, Entwurf: Materialsammlung Gerontopsychiatrie. Stand März 1978
Kernberg, O. F.: Schwere Persönlichkeitsstörungen, Stuttgart 1988a zit. n. der Vorveröffentlichung des Kapitels 9, Frühjahr 1988
Kiernat, J. M.: The use of life review activity with confused nursing home residents. American J. of Occupational Therapy 33, 306–310 (1979)
Knobling, C.: Konfliktsituationen im Altenheim. Eine Bewährungsprobe für das Pflegepersonal. Freiburg 1985
Knoepfel, H. K.: Einführung in die Balintgruppenarbeit. Patientenbezogene Medizin 3, Stuttgart 1980
Kübler-Ross, E.: Interviews mit Sterbenden. Stuttgart 1973
Lawson, J. S., Rodenburg, M., und *Dykes, J. A.:* A Dementia Rating Scale for Use with psychogeriatric Patients. J. of Gerontology 32, 2, 153–159 (1977)
Lehr, U.: Interventionsgerontologie. Darmstadt 1979a
Lehr, U.: Psychologie des Alterns. Heidelberg 1979b
Lehrl, S.: Manual zum MWT–B. Erlangen 1977
Lehrl, S., Fuchs, H., Lugauer, J., Schkukmacher, H., und *Nusko, G.:* Funktionspsychose-Skala-B. Vaterstetten 1977
Letcher, P., und *Peterson, L.:* Reality Orientation: A historical Study of Patient Progress. J. of Hospital and Community Psychiatry 25, 801–803 (1974)
Loch, W.: Balintseminare, In: *Dräger, K.*, und *Eichhoff, F.* (Hg.): Jahrbuch der Psychoanalyse VI, Bern 1969
Loch, W.: Die Balintgruppe – Möglichkeiten zum kontrollierten Erwerb psychosomatischen Verständnisses. Therapiewoche 23 (1973)
Loew, C. A., und *Silverstone, B. M.:* A Program of Intensified Stimulation and Response Facilitation for the Senile Aged. The Gerontologist 11, 341–347 (1971)
MacDonald, M. L., und *Stettin, J. M.:* Reality Orientation Versus Sheltered Workshops as Treatment for the Institutionalized Aging. J. of Gerontology 33, 416–421 (1978)
Mace, N. L., und *Rabins, P. V.:* Der 36-Stunden-Tag. Die Pflege des verwirrten älteren Menschen, speziell des Alzheimer-Kranken. Bern 1986
Mall, W.: Basale Kommunikation – ein Weg zum anderen. Geistige Behinderung 23 (Innenteil), 1–16 (1984)
Maslach, C.: Burned-out. Human Behavior 9, 16–18 (1976)
Matakas, F.: Psychoanalyse in der Anstalt. Psyche 2, 132ff. (1988)
Matthews, R., und *Kemp, M.:* Rooms of the Past strike a Chord in the Mentally Infirm. Geriatric Medicine 9 (June), 37–41 (1979)
Mayring, P.: Subjektives Wohlbefinden im Alter. Stand der Forschung

und theoretische Weiterentwicklung. Z. f. Gerontologie 20, 367–376 (1987)
McClannahan, L. E., und *Risley, T. R.*: Design of Living Environments for Nursing-Home Residents: Increasing Participation in Recreation Activities. J. of Applied Behavior Analysis 8, 3 (Fall), 261–268 (1975)
Molinari, V., und *Reichlin, R. E.*: Life Review Reminiscence in the Elderly: A Review of Literature. Int. J. of Aging and Human Development 20, 2, 81–92 (1984–85)
Müller, Ch.: Psychotherapie in der Alterspsychiatrie. In: *Helmchen, H.* u. a. (Hg.): Psychotherapie in der Psychiatrie. Berlin 1982, 298–302
Neuerburg, H.: Das Alzheimer-Syndrom. Drehbuch und Begleittexte zum Film. Van der Meulen-Film (Hg.), Köln 1985
Oesterreich, K.: Psychiatrie des Alterns. Heidelberg 1981
Oesterreich, K.: Psychische Krankheit im Alter am Beispiel der Demenz. Definition – Abgrenzung normalen Alterns vom psychopathologischen Alter. In: *Schmidt, R.* und *Stephan, R.* (Hg.): Der dementiell erkrankte ältere Mensch – Probleme der praktischen Altenhilfe. DZA-Veröffentlichung, Berlin 1984, 15–22
Petzold, H., und *Bubolz, E.* (Hg.): Psychotherapie mit alten Menschen. Paderborn 1979
Plutchik, R., Conte, H., Lieberman, N., Bakur, M., Grossman, J., und *Lehrman, N.*: Reliability and Validity of a Scale Assessing the Functioning of Geriatric Patients. J. of the American Geriatric Society 18, 491 ff. (1970)
Powel-Proctor, L., und *Miller, E.*: Reality Orientation: A Critical Appraisal. British J. of Psychiatry 140, 457–463 (1982)
Radebold, H.: Der psychoanalytische Zugang zu dem älteren und alten Menschen. In: *Petzold, H.*, und *Bubolz, E.* (Hg.): Psychotherapie mit alten Menschen. Paderborn 1979
Radebold, H.:Probleme der psychotherapeutischen Technik bei neurotischen und reaktiven Erkrankungen im höheren und hohen Lebensalter. In: *Helmchen, H.* u. a. (Hg.): Psychotherapie in der Psychiatrie. New York 1982
Rasehorn, E.: Integration psychisch Veränderter. Altenpflege 1, 16–18 (1988)
Rasehorn, E., und *Weitzel-Polzer, E.*: Neue Wege der Pflege und Betreuung verwirrter alter Menschen im Heim. Frankfurt am Main 1986
Rath, B.: Bericht über die Ergebnisse der Befragung zur körperlichen und psychischen Belastung der in der Altenpflege Beschäftigten. Unveröffent. Manuskript, Frankfurt am Main 1986
Regus, M., und *Trenk-Hinterberger, P.*: Armutspolitik und Krankheit im Alter: Deprofessionalisierung und Privatisierung der Pflegehilfe. In: *Leibfried, S.*, und *Tennfstedt, F.*: Politik der Armut und die Spaltung der Sozialpolitik. Frankfurt am Main 1985

Reisberg, B.: Hirnleistungsstörungen: Alzheimersche Krankheit und Demenz. Weinheim 1986

Richter, H. E.: Psychoanalyse und psychosoziale Therapie. Psychosozial 1, 7–29 (1978)

Rogers, C.: Die klient-bezogene Gesprächstherapie. München 1973

Rosin, V.: Lernbarrieren und Widerstände in der Balint-Gruppenarbeit mit Psychiatern. Gruppenpsychotherapie und Gruppendynamik 16, 360–382 (1981)

Salter, C., und *Salter, C. A.:* Effects of an Individualized Activity Program on Elderly Patients. The Gerontologist, October 1975, 404–406 (1975)

Sandner, D. E.: Psychodynamik in Kleingruppen. München 1978

Schindler, W.: Zum Anwendungsbereich der analytischen Gruppenpsychotherapie. Vortrag bei der 10. Lindauer Psychotherapiewoche 1960

Schlesinger-Kipp, W., und *Warsitz, G. P.:* Der Sog des Schweigens und die unwillkürliche Erinnerung. Versuch einer psychoanalytischen Gruppentherapie mit psychisch kranken Alten. In: *Wissenschaftliches Zentrum II, Gesamthochschule Kassel* (Hg.): Fragmente 10, Schriftenreihe zur Psychoanalyse. Kassel 1984, 40–93

Schöny, W., und *Kosmath, I.:* Erfahrungen mit Großgruppen auf einer psychiatrischen Behandlungsstation. Gruppenpsychotherapie und Gruppendynamik 17, 212–218 (1981)

Slater, P.: Mikrokosmos. Eine Studie über Gruppendynamik. Frankfurt am Main 1970

Struwe, B.: Gruppenbezugspflege. Altenpflege 4/89, S. 225–227

Taulbee, L. R., und *Folsom, J. C.:* Reality Orientation for Geriatric Patients. Hospital and Community Psychiatry 17, 23-25 (1966)

Thilo, H. J.: Gruppentherapie mit Patienten über 60 Jahren. In: Praktische Geriatrie 5, Lübeck 1985, 48–55

Tinbergen, N., und *Tinbergen, E. A.:* Autismus bei Kindern. Berlin 1984

Warsitz, P.: Zur Dynamik von Teamprozessen in Altenpflegeheimen. In: *Wissenschaftliches Zentrum II, Gesamthochschule Kassel* (Hg.): Fragmente 10, Schriftenreihe zur Psychoanalyse. Kassel 1984, 148–169

Warsitz, P., und *Kipp, J.:* »Aus der Not eine Tugend machen« – Fünf Jahre Kooperation einer psychiatrischen Abteilung mit einem Altenzentrum bzw. Altenpflegeheim. Psychiatrische Praxis 12, 33–42 (1985)

Watzlawick, P., et al.: Menschliche Kommunikation. Formen, Störungen, Paradoxien. Bern 1974

Weitzel-Polzer, E., und *Raseborn, E.:* Ein psychosoziales Therapieprogramm für demente Bewohner eines Altenpflegeheims. Z. f. Gerontologie 21, 16–20 (1988)

Winnicott, D. W.: Reifungsprozesse und fördernde Umwelt. München 1974

Zimmer, R.: Pharmakotherapie der Demenzen vom Alzheimer-Typ. Münchener medizinische Wochenschrift 129, 42 (1987)